U0270504

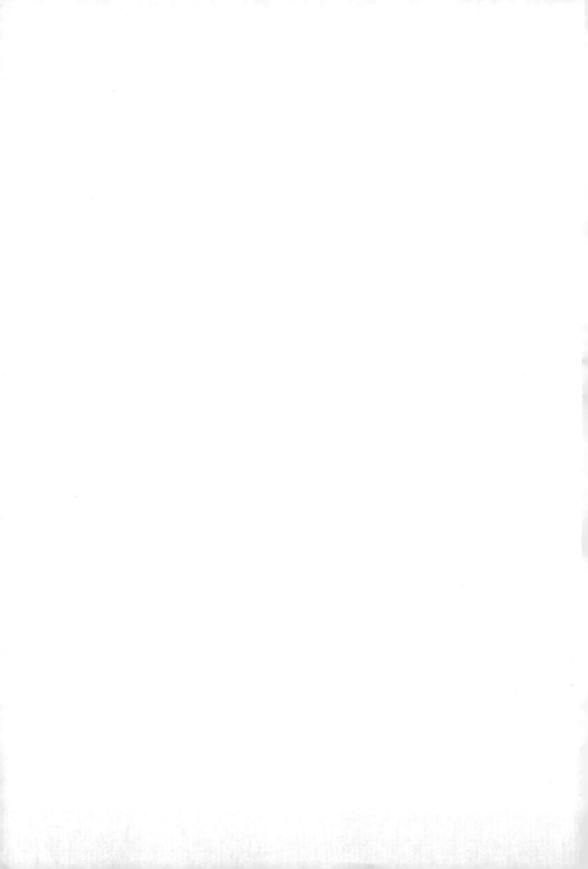

葛大夫教你

捏筋拍打
一身轻

葛凤麟 葛少侠　著

上海交通大学出版社
SHANGHAI JIAO TONG UNIVERSITY PRESS

图书在版编目（CIP）数据

葛大夫教你捏筋拍打一身轻 / 葛凤麟，葛少侠著
. —上海：上海交通大学出版社，2018（2021 重印）
ISBN 978-7-313-18889-2

Ⅰ.① 葛… Ⅱ.① 葛… ②葛… Ⅲ.① 捏脊疗法
Ⅳ.① R244.1

中国版本图书馆 CIP 数据核字（2018）第 047392 号

葛大夫教你捏筋拍打一身轻

著　　者：葛凤麟　葛少侠				
出版发行：上海交通大学出版社		地　　址：上海市番禺路 951 号		
邮政编码：200030		电　　话：021-64071208		
印　　制：上海景条印刷有限公司		经　　销：全国新华书店		
开　　本：710mm×1000mm　1/16		印　　张：19		
字　　数：221 千字				
版　　次：2018 年 5 月第 1 版		印　　次：2021 年 4 月第 5 次印刷		
书　　号：ISBN 978-7-313-18889-2				
定　　价：49.80 元				

序言　家庭生活的好朋友

　　《葛大夫教你捏筋拍打一身轻》问世了，这对于居家生活中难以避免的"磕碰扭崴"以及"伤筋动骨"的人们来说，无疑是个好消息。它将传统的中医正骨知识，以通俗易懂的方式，传授给普通人家，学了它，人们在家里也可以通过捏筋、拍打、按摩等正骨手法，为自己治病疗伤、缓解病痛，或强筋健骨、保健养生。这本书，可以成为人们家庭生活的好帮手、好朋友。

　　我曾经因为腰病困扰而与葛凤麟大夫结缘。几次腰痛到起不了床，甚至无法翻身，都是葛大夫的"葛氏按摩"帮到了我，疗效十分显著。由于工作繁忙，没有坚持做巩固治疗，以致腰痛的毛病仍时有反复。现在好了，有了《葛大夫教你捏筋拍打一身轻》这本书，在没时间看医生的情况下，我也想试着掌握几种手法，随时养护、调理一下自己的老腰了。

　　葛凤麟大夫是一个热情、严谨、敬业精神很强的人。他继承了祖上所传的中医正骨疗法的精髓，总结了自己40余年正骨按摩的医疗实践经验，结合现代医学科学成果，不断钻研、提升，终将"葛氏捏筋拍打疗法"申报成为"国家级非物质文化遗产"，这是很了不起的，可谓"独树一帜"。我相信，随着本书的问世，昔日深藏不露的中医正骨疗法，就此变身为通俗大众版，将会陆续走入寻常百姓家，成为人们茶余饭后防病健身、保健养生和自我疗伤、调理身体的良师益友。祝愿它的读者们受益多多，祝愿葛凤麟大夫的正骨按摩疗法发扬光大，为更多百姓带来健康的福音。

黄薇

2017 年 7 月 13 日

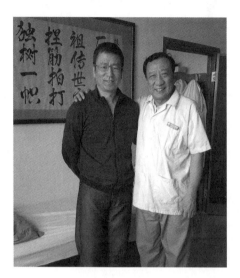

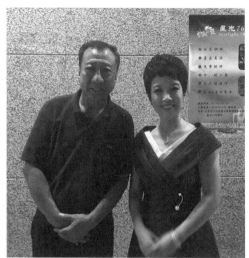

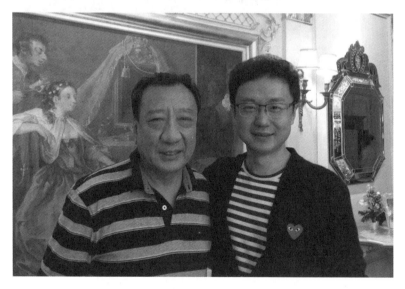

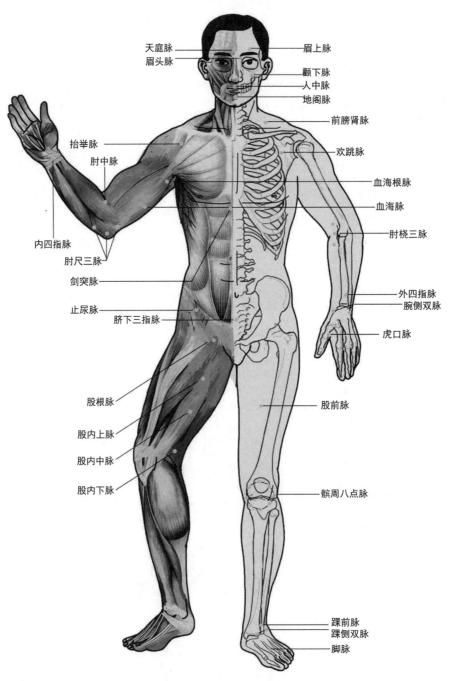

天庭脉　　　　　　　　　　眉上脉
眉头脉　　　　　　　　　　颧下脉
　　　　　　　　　　　　　人中脉
　　　　　　　　　　　　　地阁脉
　　　　　　　　　　　　前膀肾脉
抬举脉　　　　　　　　　　欢跳脉
肘中脉　　　　　　　　　血海根脉
　　　　　　　　　　　　　血海脉
内四指脉　　　　　　　　肘桡三脉
肘尺三脉
剑突脉　　　　　　　　　外四指脉
止尿脉　　　　　　　　　腕侧双脉
脐下三指脉　　　　　　　虎口脉
股根脉　　　　　　　　　股前脉
股内上脉
股内中脉
股内下脉　　　　　　　髌周八点脉
　　　　　　　　　　　　踝前脉
　　　　　　　　　　　　踝侧双脉
　　　　　　　　　　　　脚脉

人体脉位图（前）

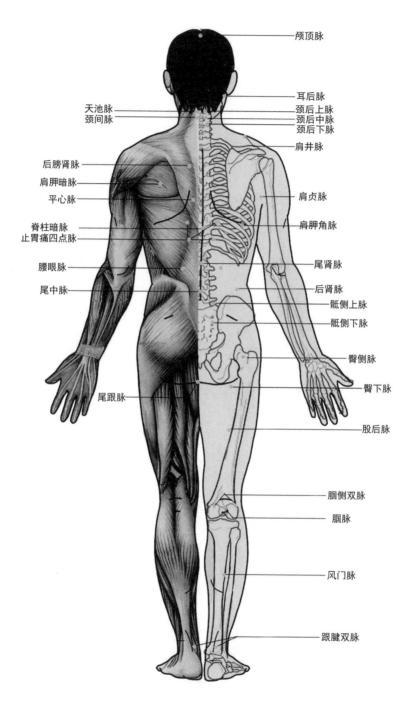

颅顶脉

耳后脉
颈后上脉
颈后中脉
颈后下脉
肩井脉

天池脉
颈间脉

后膀肾脉
肩胛暗脉
平心脉

肩贞脉

肩胛角脉

脊柱暗脉
止胃痛四点脉

尾肾脉

腰眼脉

后肾脉
骶侧上脉
骶侧下脉

尾中脉

臀侧脉

臀下脉

尾跟脉

股后脉

腘侧双脉
腘脉

风门脉

跟腱双脉

人体脉位图（后）

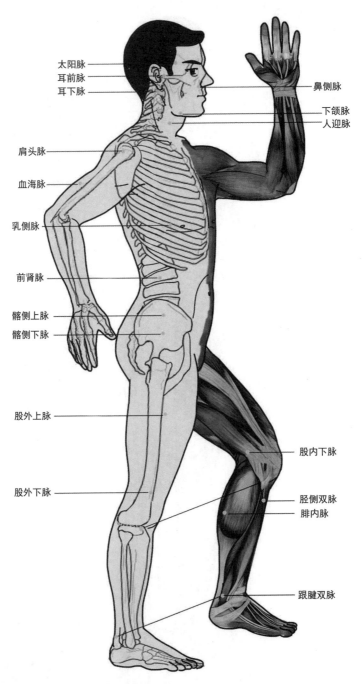

太阳脉
耳前脉
耳下脉
鼻侧脉
下颌脉
人迎脉
肩头脉
血海脉
乳侧脉
前肾脉
髂侧上脉
髂侧下脉
股外上脉
股内下脉
股外下脉
胫侧双脉
腓内脉
跟腱双脉

人体脉位图（侧）

目录

第三章

第三章

第三章

第一章

拍打法
自我治疗

一、拍拍打打的治病由来

（一）拍打疗法的历史演变

拍打疗法源于我国一种古老的健身术——《易筋经》，据传起源于北魏时代，距今约一千五百余年，具体创始者已无法考证。

起初拍打作为一种练功方式，其目的在于强筋健骨，有"久久行之则骨缝之间膜皆坚壮也"之说，利用拍打的方式来强健自身。当时的拍打工具主要用木槌、木杵或用长条形的袋子，里面以沙子、碎石，甚至铁砂填充后拍打身体各部，使气血流动加快，筋骨更加坚韧强壮。后来，逐渐由练功方式演化成一种治疗手段，在《医宗金鉴》中有"振梃"之说："振梃，即木棒也……盖受伤之处，气血凝结，疼痛肿硬，用此梃微微振击其上下四旁，使气血流通，得以四散，则疼痛渐减，肿硬见消也。"人体遭受损伤后，经筋肿胀、挛缩，甚者僵硬或断裂，则经气阻滞、凝结，从而出现疼痛、麻木、举止不利等症状，故有"不通则痛，痛则不通"之说，《易筋经精义》中说："病在筋络者，服药不可旁通，欲使筋络贯舒，气血无滞，非此行不为功。"通过拍打受损部位周围，使闭阻瘀滞的气血重新通畅，促进损伤处的吸收与恢复。

　　然而，传统的拍打无论是在练功或是治疗方面，都存在着一定的局限性，受《易筋经》内容限制，练习功法的人基本为青年精壮男子，肌肉丰厚，阳气充足，用硬质的木棒、木槌、沙袋等拍打时会强筋健骨，与此同时，通过练功可使聚集的阳气更均匀地散布于经络中，进一步荣畅气血，补益脏腑，从而达到"壮丹田和脏腑，脏腑和血自生，血生气自足，气足则百病无"的效果。而捏筋拍打疗法脱胎自武术功法，早先接受治疗的跌打损伤患者也多为习武之人或是体力劳动者，往往体质强健，能接受硬质拍打工具的拍打。葛氏捏筋拍打疗法传承至今百余年，已形成一套完善的有独特体系的疗法，所面向的患者人群也日益扩大，其中不乏气血虚衰、体质羸弱者，无法承受木槌木棒的拍打，拍打器具的改进势在必行。葛氏捏筋拍打疗法第三代传承人葛长海、第四代传承人葛凤麟，在传统拍打器具的基础上进行创新改进，发明了以钢丝、棉花、纱布、胶布等为主要材料的葛氏健身拍。

　　葛氏健身拍是纯手工制作的，以钢丝为主要框架，使其具有良好的韧性，以棉花为填充，配合钢丝的韧性，在拍打时不会对患者身体造成损害，并有明显的舒适感，用纱布和胶布定形，使拍子在使用中不易松散损坏，还有了更好的弹性和含气拍打的效果，拍打的力量更容易传导至肌肉组织深处，舒活气血、化瘀通痹的效果更胜从前。同时，拍子的重量减轻，使用时不会对自己的手腕造成损害，使用的难度和要求都有了大幅度的降低，患者也可以自己给自己拍打，起到治疗与保健的作用。

　　每天坚持自我拍打可以对病症起到显著的改善作用，同时还可以通畅气血，增强体质，我们还以《易筋经》中的拍打功法为基础，总结出一套适合患者自我练习的拍打功法，长期坚持练习有活血通络、强身除病之功。

（二）拍打法治疗疾病的原理（临床实例）

1 治疗高血压

如高血压患者，一般使用药物降压，而药物降压原理是使血管扩张，外周阻力减少，外周循环血量减少，回心血量减少，从而使血压下降。拍打疗法是首先拍打背后三条线，拍打下肢四个面，拍打手心、脚心、腘窝、肘窝、腋窝、腹股沟，这些都是大血管通过的地方，还有很多毛细血管，拍打刺激血管使血管扩张，血液在外周流动较多，压力减少，回心血量减少，使血压下降，故拍打疗法和降压药是同一个原理。但药物有不良反应，而拍打疗法除降压外还能对身体起到保健作用。

2 糖尿病的治疗

糖尿病较严重的患者到后期可能会出现小血管堵塞、坏死等外周血管病变，通过每天坚持拍打 20 ～ 30 分钟刺激血管壁，让血管逐步恢复它原有的弹性和功能，促进血液循环并加强新陈代谢，增强免疫功能，对糖尿病患者是有很大帮助的。曾经有一个画家朋友，他患有糖尿病、血压高，给他用拍打法治疗高血压的过程中，因为他经常会测血糖，发现在治疗高血压的同时血糖也降低了，又观察了一段时间发现拍打对降低血糖真有帮助。当然降糖药物我们不建议自行减量或停用，要根据医嘱科学用药。

3 肌肉萎缩患者的治疗

有一位老患者腰椎间盘突出术后下肢截瘫，一段时间后下肢肌肉萎缩，行动不便，每天只能靠轮椅行动。这样的患者在拍打时需要重拍，瘫痪的患者主要是末梢神经萎缩，拍打一段时间后，刺激神经恢复原有的活力，促使肌肉生长，对肌肉神经的恢复有很大帮助，拍打对肌肉萎缩具有很好的疗效。最后，这位患者经过一段时间拍打治疗后可以摆脱轮椅，自行走路了。

4 膝关节积液的治疗

这是一种非常常见的疾病，如髌骨软化、滑膜炎、半月板损伤、退行性病变、运动过量都可导致膝关节滑膜的损伤，进而会出现膝关节积液。我们通过拍打膝部的髌周八点脉、腘窝的腘侧双脉，每天拍打20分钟，一般10天至半个月左右，轻微积液就可逐渐吸收。拍打能治疗膝关节积液，主要是由于拍打振动促进通道疏通，促使积液吸收。

二、葛氏拍打疗法小课堂

（一）脉位的由来和部位

　　葛氏捏筋拍打疗法在治疗部位方面使用的是独特的"脉位"系统，脉位不同于传统中医中的穴位，穴位是中国几千年来历代医者研究发现并厘定的人体皮肤上的特殊感觉点，既是经络之气输注于体表的部位，又是疾病反映于体表的部位，有"按之快然""驱病迅速"之说。而脉位学说源于中国传统武术，与穴位相近而多半不重合。武术家有一种"点穴"的功夫，对打时击打对手的脉位，往往会使对手出现躯体、肢体上剧烈的疼痛、麻木、气血闭阻感，从而取得战斗上的优势。传统的武术家往往也通医术，而且治疗对象多以跌打损伤为主，他们在治疗的过程中渐渐发现，平时用于击打对手战胜对手的脉位，在按摩推拿的手法下，会产生非常显著的治疗效果，用适宜的手法，会起到行气活血、通络祛瘀的功效，并且脉位不同于针灸，不避神经、血管，在治疗时往往感应较穴位更为强烈。同时，不同于传统穴位的是，脉位可能是一个点，也可能是一条线，甚至是一片，且因人而异。比起经络腧穴，脉位更像一张细密的网络笼布全身，治疗时采用的脉位多半在病位附近，基本不存在远端取穴，学习起来更简单。在过去，脉位往往根据武术中的应用命名，对应星宿、八卦等，例如"十二天罡""十八罗汉经""二十四宿脉""上八卦""中八卦""下八卦""三绝六清"，甚至还有"双燕投林"这样的脉位名，不仅不够规范，也容易让人眼花缭乱。在葛氏捏筋拍打疗法第三代和第四代传承人葛长海、葛凤麟的改进下，现在脉位多以附近解剖位置定名，常用的为 72 对脉位，简洁易记，一目了然，使用起来也会更加得心应手。

（二）拍打的工具

现在使用的拍子规格分为大中小三种，外观相似，尺寸不同。

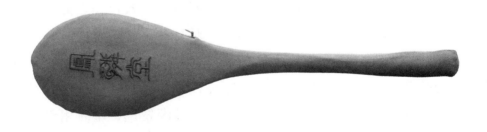

（三）脉位的常用拍打方法

葛氏捏筋拍打疗法是医生用拍子在患者脉位等某些特定部位上，进行轻重不同而有节奏的拍打，从而达到治疗某些疾病的一种简单易行、行之有效的疗法。

拍打的手法有两种：一种是打皮不打肉的"虚打法"，即拍打的用力，只及于表皮而不深达。拍打时当拍子刚触及皮肤即抽回，与轻打法不同。此手法多用于胸腹部、四肢关节处，以及肌肉较薄的地方。另一种是打肉不打皮的"实打法"，即拍打的力度直达肌肉深层，此种手法较前一种手法实一些，拍子打下去至抽回时间较前一种手法为迟，但与重打法不同，此种手法多用于肌肉厚实处。

拍打的节奏，过去有"七星拍子""四一四""三六九"等区别。拍打的用力轻重，按照患者的身体强弱、年龄大小、初诊和复诊及具体部位等情况，可分为"轻拍""中拍""重拍"三种。一般患者开始拍打手法都要轻柔，逐渐加重，待患者适应后，才可于某些重点部位进行重拍。

拍打的顺序，一般先打背部正中线再拍打夹脊两旁的侧线，然后再拍打上肢，最后拍打下肢，一般从近心端拍向远心端；双侧患病先拍打左侧，再拍打右侧；具体到某个肢体，应先拍打前侧面，再拍打后侧面，先拍打内侧面再拍打外侧面，每一侧面反复拍打3～5遍，并在该侧面的脉位上要重点拍打3～5下，通常只可顺打，不要逆打。

1 头痛双脉

包括颅顶脉和天庭脉。颅顶脉在头颅鼻梁向上矢状线与两耳尖连线的交叉点处；天庭脉在两眉之间连线中点向上 5 分处。

治疗病症：头痛、头晕、高血压、神经衰弱。

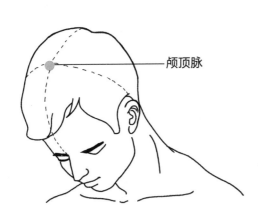

颅顶脉

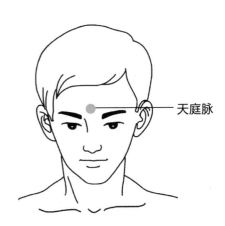

天庭脉

颅顶脉：

治疗方法：用中指反复点揉颅顶脉，顺时针点揉 50 次、逆时针点揉 50 次为一组，反复点揉 3 至 5 组，点揉力度由轻到重、循序渐进，以局部产生酸麻胀痛感为宜。

天庭脉：

治疗方法：用中指反复点揉天庭脉，顺时针点揉 50 次、逆时针点揉 50 次为一组，反复点揉 3 至 5 组，点揉力度由轻到重、循序渐进，以局部产生酸麻胀痛感为宜。

2 目痛双脉

包括眉头脉和眉上脉。眉头脉在眉头眶缘上凹陷处；眉上脉在眉弓中央略上方凹陷处。

治疗病症：头晕、目眩、眼痛、眉棱骨痛、面瘫、三叉神经痛。

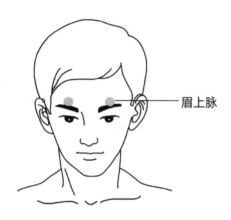 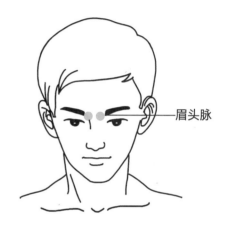

眉上脉

眉头脉

▌眉上脉：

治疗方法：用中指反复点揉眉上脉，顺时针点揉 50 次、逆时针点揉 50 次为一组，反复点揉 3 至 5 组，点揉力度由轻到重、循序渐进，以局部产生酸麻胀痛感为宜。

▌眉头脉：

治疗方法：用中指反复点揉眉头脉，顺时针点揉 50 次、逆时针点揉 50 次为一组，反复点揉 3 至 5 组，点揉力度由轻到重、循序渐进，以局部产生酸麻胀痛感为宜。

3 面瘫四脉

　　包括鼻侧脉、颧下脉、下颌脉、地阁脉。鼻侧脉在鼻翼两旁鼻唇沟内；颧下脉在颧骨中央弧度最大处，骨下缘；下颌脉在下颌角前方，下颌骨边缘动脉搏动处；地阁脉在两侧下颌角交界处，牙骨略下方。

　　治疗病症：面神经麻痹、牙痛、牙关紧闭、下颌关节痛、鼻病。

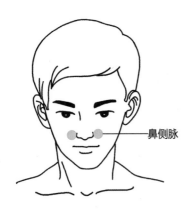

鼻侧脉

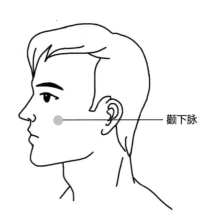

颧下脉

▌ 鼻侧脉：

　　治疗方法：用中指反复点揉鼻侧脉，顺时针点揉 50 次、逆时针点揉 50 次为一组，反复点揉 3 至 5 组，点揉力度由轻到重、循序渐进，以局部产生酸麻胀痛感为宜。

▌ 颧下脉：

　　治疗方法：用中指反复点揉颧下脉，顺时针点揉 50 次、逆时针点揉 50 次为一组，反复点揉 3 至 5 组，点揉力度由轻到重、循序渐进，以局部产生酸麻胀痛感为宜。

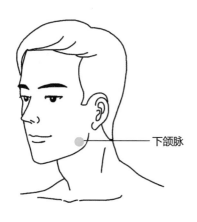

下颌脉

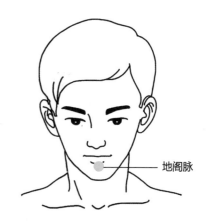

地阁脉

下颌脉：

　　治疗方法：用中指反复点揉下颌脉，顺时针点揉 50 次、逆时针点揉 50 次为一组，反复点揉 3 至 5 组，点揉力度由轻到重、循序渐进，以局部产生酸麻胀痛感为宜。

地阁脉：

　　治疗方法：用中指反复点揉地阁脉，顺时针点揉 50 次、逆时针点揉 50 次为一组，反复点揉 3 至 5 组，点揉力度由轻到重、循序渐进，以局部产生酸麻胀痛感为宜。

4 耳病三脉

　　包括耳前脉、耳后脉、耳下脉。耳前脉在耳屏前方，下颌关节后方；耳后脉在耳后乳突顶端；耳下脉在耳垂下，下颌骨后缘。

　　治疗病症：耳鸣、耳聋面神经痉挛、牙痛、下颌关节紊乱、面瘫。

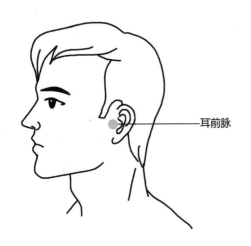

耳前脉

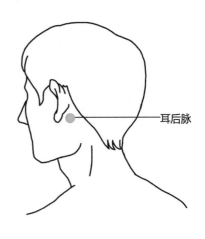

耳后脉

耳前脉：

治疗方法：用中指反复点揉耳前脉，顺时针点揉 50 次、逆时针点揉 50 次为一组，反复点揉 3 至 5 组，点揉力度由轻到重、循序渐进，以局部产生酸麻胀痛感为宜。

耳后脉：

治疗方法：用中指反复点揉耳后脉，顺时针点揉 50 次、逆时针点揉 50 次为一组，反复点揉 3 至 5 组，点揉力度由轻到重、循序渐进，以局部产生酸麻胀痛感为宜。

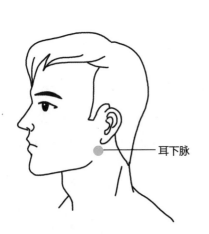

耳下脉

耳下脉：

治疗方法：用中指反复点揉耳下脉，顺时针点揉 50 次、逆时针点揉 50 次为一组，反复点揉 3 至 5 组，点揉力度由轻到重、循序渐进，以局部产生酸麻胀痛感为宜。

5 颈痛五脉

包括天池脉、颈间脉、颈后三脉。天池脉在 1、2 颈椎棘突之间；颈间脉在颈椎 4、5 棘突之间；颈后三脉在枕骨粗隆边缘（上）、第五颈椎旁开 1.5 寸骶棘外侧（中）、第七颈椎旁开 2 寸骶棘肌外侧（下）。

治疗病症：头晕、头痛、颈椎病、肩背痛、神经衰弱。

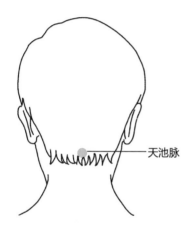

天池脉

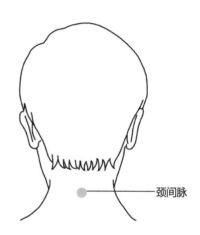

颈间脉

天池脉：

治疗方法：用中指反复点揉天池脉，顺时针点揉 50 次、逆时针点揉 50 次为一组，反复点揉 3 至 5 组，点揉力度由轻到重、循序渐进，以局部产生酸麻胀痛感为宜。

颈间脉：

治疗方法：用中指反复点揉颈间脉，顺时针点揉 50 次、逆时针点揉 50 次为一组，反复点揉 3 至 5 组，点揉力度由轻到重、循序渐进，以局部产生酸麻胀痛感为宜。

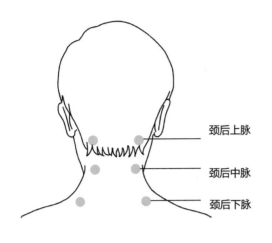

颈后上脉

颈后中脉

颈后下脉

颈后三脉：

治疗方法：用拇指或中指反复点揉颈后上、中、下三脉（亦可双手同时点揉），顺时针点揉 50 次、逆时针点揉 50 次为一组，反复点揉 3 至 5 组，点揉力度由轻到重、循序渐进，以局部产生酸麻胀痛感为宜。

6 前后膀肾脉

包括前膀肾脉和后膀肾脉。前膀肾脉在锁骨上方，胸锁乳突肌后下方，斜角肌旁，有动脉搏动处后面；后膀肾脉在背部第 3、4 胸椎棘突旁开 2 寸。

治疗病症：上肢麻痹、前臂肩胛痛、颈椎病、咳嗽、胸痛、小儿麻痹、瘫痪等症。

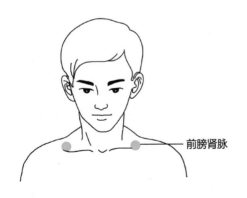

前膀肾脉

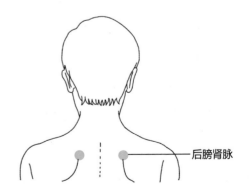

后膀肾脉

拍打方法：前膀肾脉用中拍子，拍打力度为中度，拍打时使用三星拍（123……123）；后膀肾脉用中拍子或大拍子，拍打力度稍大，拍打时使用4.1.4拍（中拍1234……重拍1……中拍1234）。

7 肋间痛三脉

包括乳侧脉、前肾脉、后肾脉。乳侧脉在乳头水平线旁开4横指，第7、8肋间；前肾脉在肋下11肋端；后肾脉在肋下12肋端。

治疗病症：肋间神经痛、乳腺炎、闪腰、岔气、膈肌痉挛、瘫痪、尿频、夜尿。

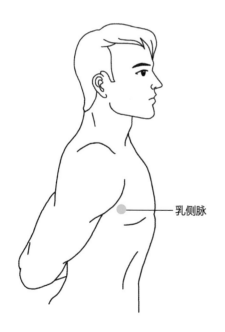
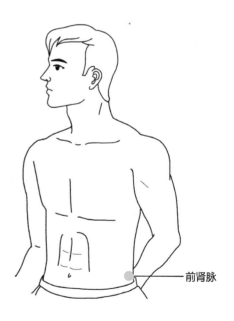

乳侧脉

前肾脉

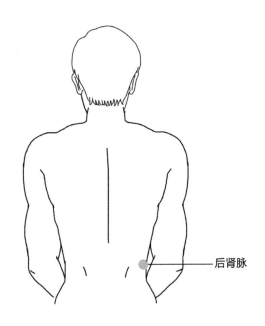

后肾脉

拍打方法：用中拍子，拍打力度为中度，每次三遍为一组，拍打 5～10 组，时间为 10～15 分钟。

 肩痛四脉

包括肩井脉、肩头脉、肩贞脉、肩胛暗脉。肩井脉在脊柱与肩峰连线的中央；肩头脉在肩头正中略前方，肩峰外侧，内有肱二头肌长头肌腱走行；肩贞脉在肩后腋横纹上 1 寸，肩关节囊后下缘；肩胛暗脉在肩胛部、肩胛冈外端 1 寸。

治疗病症：头顶及肩背疼痛、上肢麻木、上肢抬举不利、肱二头肌腱炎、肩周炎、落枕、瘫痪等症。

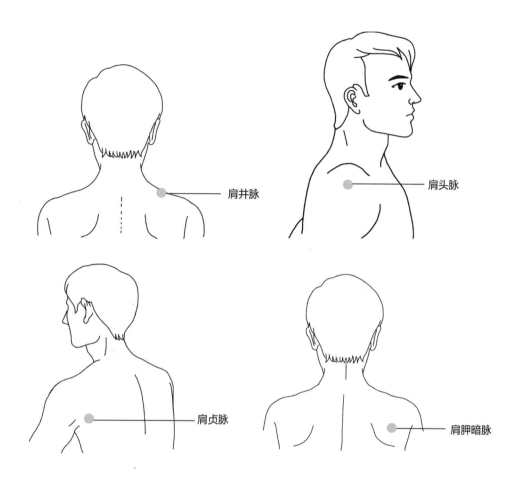

肩井脉

肩头脉

肩贞脉

肩胛暗脉

拍打方法：宜用大拍子，早期拍打力度为中度，逐渐加重，根据患者情况，一般年轻人手法宜重，体质弱的老年患者手法宜轻。拍打时使用 4.1.4 拍（中拍 1234……重拍 1……中拍 1234）。

 血海三脉

包括血海根脉、血海脉和外血海脉。血海根脉在腋窝正中深部、有数根筋脉走行处；血海脉在上臂内侧中线，中、上三分之一连接处；外血海脉在上臂外侧，中、上三分之一三角肌下段后缘，桡神经沟处。

治疗病症：上肢麻木无力、神经痛、小儿麻痹、半身不遂等症。

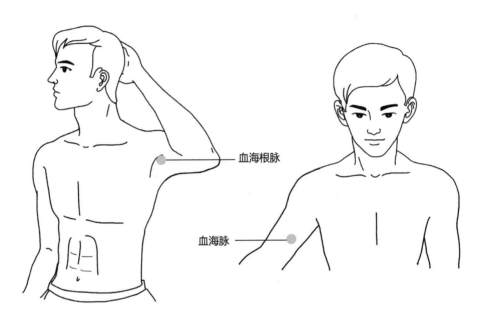

血海根脉

血海脉

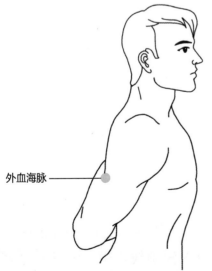

外血海脉

拍打方法：宜用大拍子，拍打力度略重，根据患者情况，一般年轻人手法宜重，老年和体质弱的患者手法宜轻。每次三遍为一组，拍打 5～10 组，一般拍打一侧上肢 10 分钟。拍打时用常用七星拍子（1234567……1234567）。

10 肘部三脉

包括肘中脉、肘尺三脉和肘桡三脉。肘中脉在肘横纹中央动脉处；肘尺三脉在肱骨内上髁后下方、尺神经沟处及上下各 1 寸处；肘桡三脉在肱骨外上髁前方肱桡肌肌腹内及其上下各 1 寸处。

治疗病症：肘、臂麻木、疼痛，前臂痉挛，手臂、肘腕关节屈伸不利等。

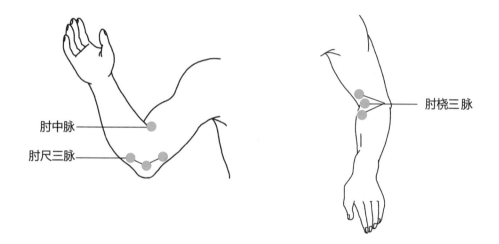

拍打方法：用大拍或中拍子均可，年轻强壮的可用大拍，年老、体弱的可用中拍；拍打力度因人而异，青壮年力度宜大，年老、体弱的宜轻。每次三遍为一组，拍打 5 ～ 10 组。拍打时使用 4.1.4 拍（中拍 1234……重拍 1……中拍 1234）或七星拍（1234567……1234567）。

11 腕部四脉

包括内四指脉、外四指脉、腕侧双脉。内四指脉在掌侧腕横纹上四横指、前臂两骨间；外四指脉在背侧腕横纹上四横指、前臂两股间；腕侧双脉在尺桡骨茎突远端关节间隙各一脉。

治疗病症：前臂掌侧的腕、指关节疼痛、麻木、伸屈不利，屈（内）伸（外）肌麻痹者，腕关节疼痛，腕关节劳损，尺桡下关节分离。

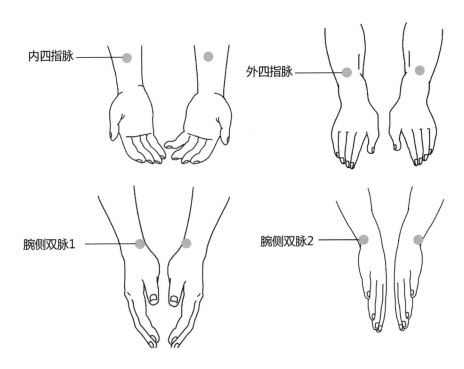

拍打方法：用中拍子，拍打力度中度。每次三遍一组，拍打5～10组。

12 腰痛五脉

包括腰眼脉、骶侧上脉、尾肾脉和尾中脉。腰眼脉在第2、3腰椎旁开2寸、第2横突外上；骶侧下脉在骶骨第二对骶后孔，髂腰三角中，当骶中线与髂后上棘连线的中央；尾肾脉在第1、2腰椎棘突之间；尾中脉在第4、5腰椎棘突之间，两髂骨嵴的水平线上。

治疗病症：腰腿痛、下肢瘫痪、麻木、腰椎间盘突出、坐骨神经痛、尿失禁、妇科病等。

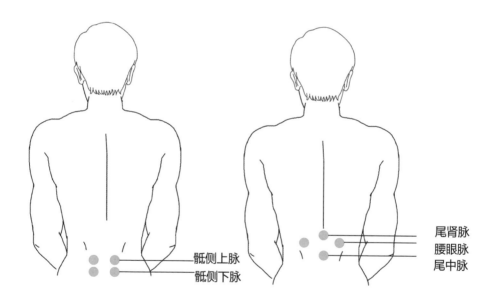

骶侧上脉
骶侧下脉

尾肾脉
腰眼脉
尾中脉

拍打方法：用大拍子，拍打力度重度，但老弱患者宜轻拍。每次三遍一组，拍打5～10组。拍打时使用4.1.4拍（中拍1234……重拍1……中拍1234），腰骶部的脉位每次拍打结束之前可以重拍三下。

13 腿痛七脉

包括髂侧上脉、髂侧下脉、臀侧脉、臀下脉、股后脉、股外上脉、腘脉。髂侧上脉在髂骨嵴最高点与股骨大转子连线与髂前、后上棘连线的交叉点上；髂侧下脉在髂上脉与大转子连线中央；臀侧脉在股骨大转子与骶骨末端连线的中外 1/3 至髂嵴中点；臀下脉在臀下横纹中央略下方；股后脉在大腿后侧中线，臀横纹和腘横纹连线的中点；股外上脉在大腿外侧中线，大转子与膝关节连线的中点；腘脉在腘窝中央动脉搏动处。

治疗病症：腰腿痛、坐骨神经痛、下肢麻痹、瘫痪、神经炎等。

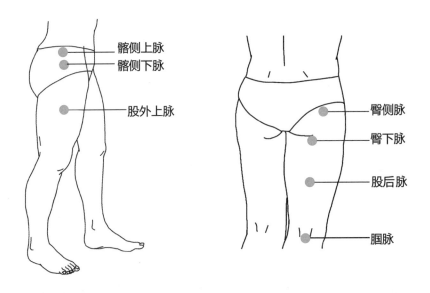

拍打方法：用大拍子，拍打力度由轻渐重，每次三遍一组，拍打 5 ~ 10 组。拍打时使用 4.1.4 拍（中拍 1234……重拍 1……中拍 1234）或七星拍（1234567……1234567）。

14 膝痛六脉

　　包括股外上脉、股内下脉、髌周八点脉、腘脉、腘侧双脉、胫侧双脉。股外上脉在大腿外侧中线，股骨外髁上缘；股内下脉在大腿内侧中线，股骨内髁上缘；髌周八点脉在髌骨的内外上下及内上、外上、内下、外下八点；腘脉在腘窝中央动脉处；腘侧双脉在腘脉两侧，股二头肌腱内侧；胫侧双脉在胫内侧脉在胫骨平台下起坡处；胫外侧脉在腓骨小头前下方。

　　治疗病症：膝关节疼痛无力、髌周疾患、膝关节积液、髌骨软化症、小腿及膝关节麻木、疼痛、下肢瘫痪等。

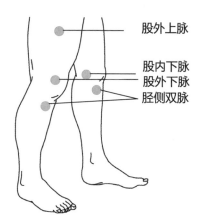

股外上脉
股内下脉
股外下脉
胫侧双脉

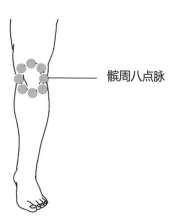

髌周八点脉

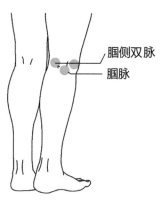

腘侧双脉
腘脉

　　拍打方法：用大拍子，但髌周八点脉用中拍子，拍打力度根据患者身体状况，年轻强壮的为重度，年老体弱的为轻度，每次三遍一组，拍打 5 ～ 10 组，重者可加至 15 组。拍打时使用七星拍（1234567……1234567）。

15 踝病三脉

包括踝前脉、踝侧双脉和跟腱双脉。踝前脉在踝关节间隙水平，胫前肌腱外侧；踝侧双脉在踝关节间隙水平下，两踝骨的前下缘，距骨头两侧；跟腱双脉在双踝骨后缘与跟腱之间靠胫骨侧。

治疗病症：踝关节麻痹、疼痛、扭伤及足内、外翻，腰腿痛，下肢麻痹，瘫痪等。

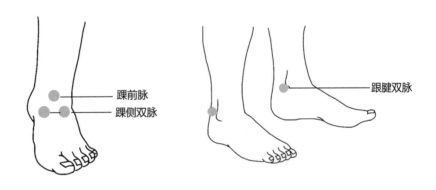

拍打方法：用中拍子，拍打力度不宜过重，拍打时使用七星拍（1234567·······1234567）。每次三遍一组，拍打 5 组。

16 下肢麻痹三脉

包括股根脉、股内中脉和股前脉。股根脉在腹股沟中段，动脉跳动处；股内中脉在大腿内侧中线、中下三分之一处；股前脉在大腿前侧中线，股根脉与髌上缘连线中点。

治疗病症：下肢麻痹、疼痛、瘫痪等。

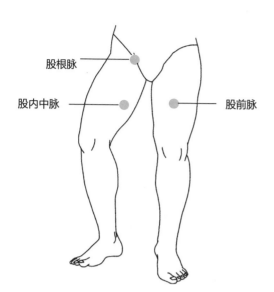

拍打方法：多用大拍子，拍打力度由轻渐重，拍打时使用七星拍（1234567……1234567）。每次三遍一组，拍打5～10组。

17 腓内双脉

包括腓内脉和风门脉。腓内脉在胫骨后缘，腓肠肌内侧头肌腹中央中；风门脉在小腿后侧中线，腓肠肌肌腱移行部上0.5寸。

治疗病症：腰腿痛，小腿麻木疼痛，腓肠肌痉挛，恶心、呕吐等。

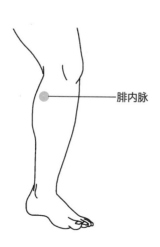

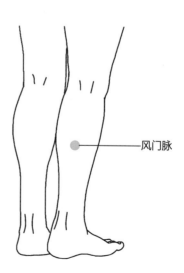

拍打方法：宜用大拍子，拍打力度为重度，每次三遍一组，拍打 5～10 组。拍打时使用 4.1.4 拍（中拍 1234……重拍 1……中拍 1234）。

18 末梢感应双脉

包括虎口脉和足脉。虎口脉在虎口区、第二掌骨中央桡侧；足脉在第一、二趾骨基底三角区。

治疗病症：头晕、头痛，牙痛，口眼㖞斜，面肌痉挛，恶心呕吐，上（虎口）、下（足）肢疼痛痉挛麻木等。

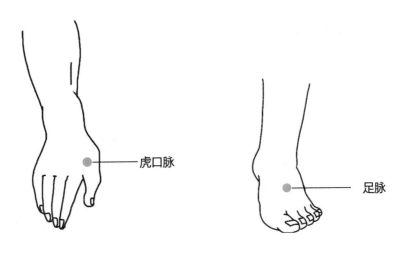

拍打方法：用中拍子，拍打力度不宜过重，拍打时使用七星拍（1234567……1234567）。每次三遍一组，拍打 5 组。

19 杂病诸脉

① 人中脉在鼻柱下、鼻唇沟上段，上颌牙床边缘。

治疗病症：癫狂、昏迷、牙关紧闭、面神经麻痹、腰背痛。

拍打方法：用小拍子，拍打力度为轻度，拍打时使用三星拍（123……123）。每次三遍为一组，拍打5组。

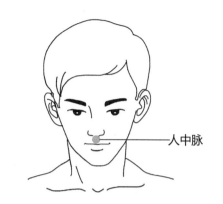

人中脉

② 人迎脉在平夹于喉结两侧，动脉应手处略前方。

治疗病症：喘息、气管炎、咽喉肿痛、声嘶、喉哑。

拍打方法：用小拍子，拍打力度为轻度，拍打时使用三星拍（123……123）。每次三遍为一组，拍打5组。

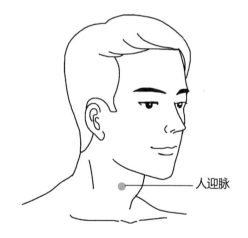

人迎脉

❸ 欢跳脉在胸前壁外上角、腋横纹头内1寸。

治疗病症：咳嗽、气短、胸部胀满、胸口痛、岔气、肩臂疼痛。

拍打方法：用中拍子，拍打力度为中度，拍打时使用七星拍（1234567……1234567）。每次三遍为一组，拍打5组。

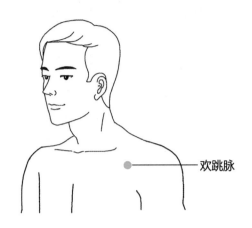

欢跳脉

❹ 剑突脉在胸骨剑突略下方。

治疗病症：心口痛，胃痛，恶心、呕吐等。

拍打方法：用中拍子，拍打力度为轻度，拍打时使用三星拍（123……123）。每次三遍为一组，拍打5～10组。

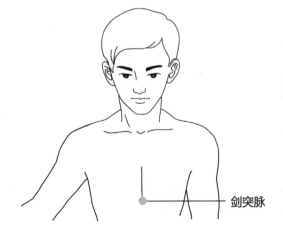

剑突脉

❺　平心脉在肩胛内缘中央。与后膀肾脉及肩胛暗脉成等边三角形，合称为平心三脉。

治疗病症：心慌、心悸等。

拍打方法：用中拍子，拍打力度为轻度，拍打时使用七星拍（1234567……1234567）。每次三遍为一组，拍打 5 ～ 10 组。

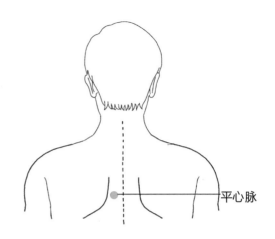

平心脉

❻　肩胛角脉在肩胛角下缘。

治疗病症：胸背痛、肩胛痛。

拍打方法：用中拍子，拍打力度为轻度，拍打时使用4.1.4拍（中拍1234……重拍1……中拍1234）。每次三遍为一组，拍打 5 ～ 10 组。

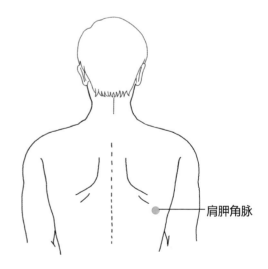

肩胛角脉

❼　脊柱暗脉在第7、8胸椎棘突之间。

治疗病症：咳嗽、喘息、脊背强痛、胃痛、胸背疼痛。

拍打方法：用中拍子，拍打力度为较重，拍打时使用七星拍（1234567……1234567）。每次三遍为一组，拍打 5～10 组。

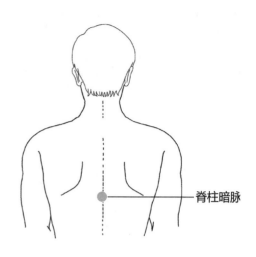

脊柱暗脉

❽　止胃痛四点脉在脊柱暗脉附近找压痛点，取相等距离构成正方形的四角处。

治疗病症：胃脘疼痛、恶心呕吐、膈肌痉挛、背脊强痛、胸背痛。

拍打方法：用中拍子，拍打力度为轻度，拍打时使用七星拍（1234567……1234567）。每次三遍为一组，拍打 5～10 组。

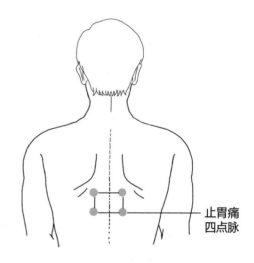

止胃痛四点脉

⑨　尾根脉在尾骨尖略前方。

治疗病症：骶尾处疼痛、脊髓炎等。

拍打方法：用中拍子，拍打力度为由轻渐重，拍打时使用七星拍（1234567……1234567）。每次三遍为一组，拍打 5 ～ 10 组。

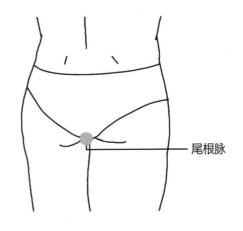

尾根脉

⑩　止尿脉在腹股沟上段髂前上棘下方。

治疗病症：小便淋漓、尿频、尿失禁，下肢麻木疼痛，小儿夜尿。

拍打方法：用中拍子，拍打力度为轻中度，若患者较胖脂肪较多时可加大力度，拍打时使用三星拍（123……123）。每次三遍为一组，拍打 5 ～ 10 组。

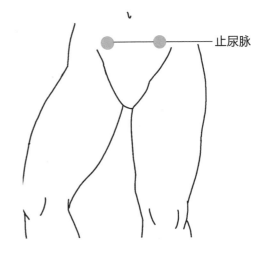

止尿脉

⑪ 脐下三指脉在脐部与耻骨联合连线中点。

治疗病症：腹部胀满，尿频、尿失禁，小儿夜尿。

拍打方法：用中拍子，拍打力度为由轻渐重，拍打时使用七星拍（1234567……1234567）。每次三遍为一组，拍打5～10组。

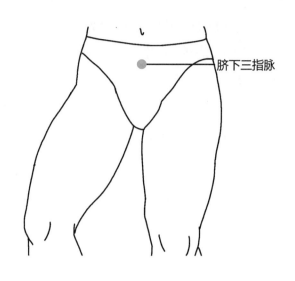

脐下三指脉

（四）拍打操及每个招式的作用

① 冲天炮：

拍打上肢内侧面，可以健身，治疗颈椎病引起的上肢麻木、疼痛。

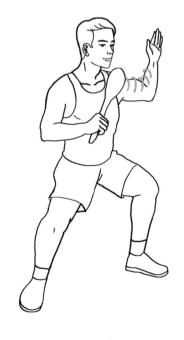

❷ 穿心炮：

拍打上肢外侧面，可以健身，治疗颈椎病引起的上肢麻木、疼痛，神经根炎，上肢肌肉萎缩，脑血栓后遗症引起的偏瘫、上肢无力，网球肘（桡骨外上髁炎），桡骨茎突狭窄性腱鞘炎。

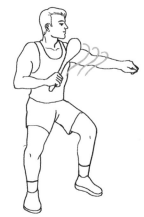

❸ 雕手势：

拍打上肢后侧面，可以健身，治疗疾病除同穿心炮外，还可治疗矿工肘（尺骨内上髁炎）。

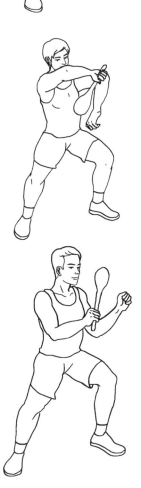

❹ 小冲天炮势：

拍打上肢前侧面，可以健身，治疗疾病同穿心炮。

⑤ 扛鼎势：

拍打躯干和下肢前侧面，可以健身，治疗脑血栓后遗症引起的偏瘫，椎间盘突出引起的下肢内侧疼痛麻木，颈椎病引起的神经根炎、上肢麻木及肌肉萎缩等。

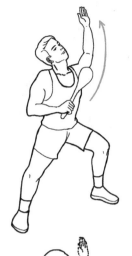

⑥ 盘肘势：

拍打躯干和下肢外侧面，可以健身，治疗闪腰岔气。

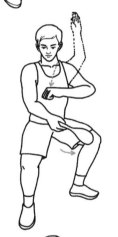

⑦ 雕手扶膝势：

拍打躯干和下肢内侧面，可以健身，治疗胃部痉挛、腹部肌肉酸痛、腹部减肥等。

⑧　落地雷势：

拍打从小腹左侧打起，经左腿内侧拍打至内踝及足大拇指尖处，治疗椎间盘突出引起的下肢疼痛麻木、脑血栓后遗症引起的偏瘫。

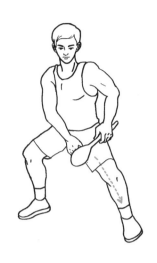

⑨　扶膝第一、二势：

拍打背后三条线，可以健身，治疗背部肌肉劳损、酸痛，心慌胸闷气短，降血压等。

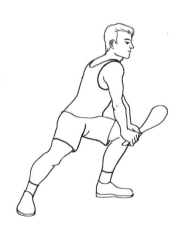

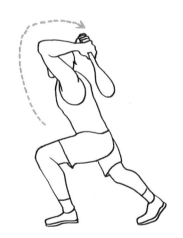

⑩　扶膝第三势：

拍打腰部，治疗腰部肌肉劳损，椎间盘突出引起的下肢后侧面的疼痛麻木，膝关节病症，腓肠肌痉挛等。

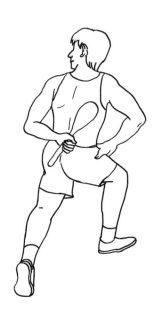

（五）拍打注意事项及禁忌症

拍打疗法的注意事项：

① 年老体弱者及儿童拍打宜轻，青壮年体质强壮者宜重；
② 痹症、痿证、感觉功能迟钝者拍打宜重；
③ 肩、背、腰、臀处拍打宜轻，骶部宜重；
④ 关节及肌肉薄弱处宜轻拍，四肢肌肉丰厚处宜重。

拍打疗法的禁忌症：

过去有"八不打"的记载："疥疮肿胀者不打，全身发烧者不打，急性炎症者不打，心悸严重者不打，癫痫发作者不打，结核肿瘤不打，出血疾患不打，妇女妊娠不打。"

① 妇女妊娠期，初期禁止拍打躯干部或者感觉较敏感的部位，后期禁止一切手法。

② 有出血疾患者，如咯血、吐血、尿血、便血、外伤性大出血、妇女经期，禁用拍打疗法。

③ 急性传染病患者，禁用拍打疗法。

④ 中度心脏病患者，禁用拍打疗法。

⑤ 各种皮肤疖肿、疮疡，禁用拍打疗法。

⑥ 梅毒、骨结核患者，禁用拍打疗法。

⑦ 各种骨肿瘤及内脏肿瘤患者，禁用拍打疗法。

⑧ 对于各种骨折，在未整复固定前禁用拍打疗法；在整复固定后，可在远离骨折处力度轻柔地拍打；加强功能锻炼时期可以力度稍重。

第二章
捏筋法
自我保健

一、捏筋保健的由来

　　捏筋法是用医者的手、肘等部位，在患者身体的一定部位（一定的穴位、脉位或肌肉筋腱上）施行捏、揉、抠、拿、点、拨、刮、划，搓、压、滚、掐、摇、摆、抖、抓等各种不同的手法，使患者在被施行手法的部位产生酸、麻、胀、沉、电击、发热、放散、舒适等各种不同的感应，从而达到治疗疾病的目的。

　　使用不同的手法，作用在不同的部位（脉位），其感应也各不相同。基本手法相互配合又可演变成许多不同的手法。各种手法可以根据病情的具体情况单独使用或相互配合使用，从而达到温通脉络、理筋整复、放松肌肉等作用。选择脉位，也要根据病情，灵活配伍。

　　为了能够灵活地运用手法治疗疾病，从而达到温通脉络、理筋整复、放松肌肉等作用，术者必须经常锻炼自己的指力、腕力和臂力，熟记脉位，并熟练地掌握各种基本手法。只有这样，临床上方能得心应手，从而达到治疗疾病的预期效果。

二、捏筋法的基本手法

捏筋法的手法很多，故有"若尽其所传，不下千余式"之称。我们将其比较常用的基本手法，归纳为 26 种。为了便于记忆，使初学者易于背诵和掌握，故将 26 种基本手法编成歌诀：

> 捏抠拨乱划，搓压引折掐，
> 摇摆抖滚抓，挤扳挟推拨，
> 点揉拿颤法，提打效更佳，
> 诸法若配位，千式皆由它。

这 26 种基本手法，在实际临床应用时，又可相互配合而演化出许多种手法。现对各项基本手法介绍如下：

1 捏法

术者以一手（或双手）拇指的指腹，与其余四指的指腹相对，在患处筋腱、肌肉上一紧一松地捏，并且边捏边向末梢移动。以一手捏时称"单手捏法"；以双手同时一紧一松交替捏时称"双手捏法"。

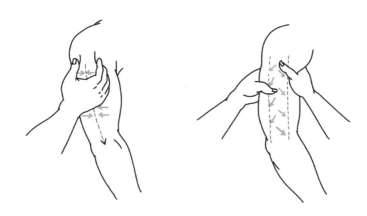

捏法多用于四肢及颈背部，故有上肢捏法、下肢根法、颈部捏法、背部捏法等。一般单独使用捏法的机会很少，多与揉法配合，成为"捏揉法"，在临床上较为常用。

① 颈部捏法：

术者用捏法，捏颈项、颈椎两侧的肌肉韧带，重点是捏颈后上、中、下三脉处，多用于治疗颈椎病、颈部扭伤、落枕等病。

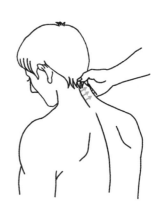

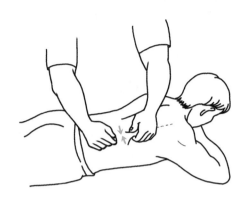

② 背部捏法：

术者用双手捏法，捏腰背脊柱两侧的肌肉筋腱，促使肌肉放松，使足太阳膀胱经经脉经筋畅通，气血得以运行，主治腰背部酸痛、腰背肌劳损以及腰背肌粘连等。

③ 上肢捏法：

术者用捏法，捏上肢的筋腱、肌肉，在上肢的脉位处要重点捏，促使上肢经络畅通，肌肉放松，主治颈椎病、肩周炎等引起的上肢麻木疼痛等症状。

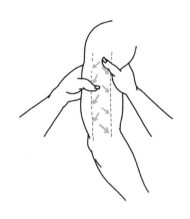

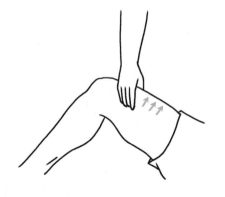

④ 下肢捏法：

术者用捏法，捏下肢的筋腱肌肉，在其临近的脉位上要重捏，主治腰腿痛和下肢各种疾患。

⑤　捏揉法：

术者使用捏法，在捏紧的同时，手指进行旋转揉按，称为"捏揉法"。由于捏揉同时进行，患者有一种舒适感，而且疗效也较好，故临床比较常用。如上肢捏揉法，下肢捏揉法。

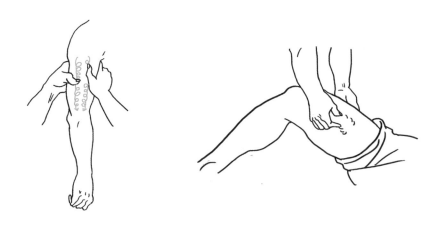

2 揉法

术者以手指、手掌或肘尖，在患者的脉位上，进行向左或向右的旋转揉按，称为"揉法"。揉法的应用比较广泛，适用于全身各部，具有疏通经络，调理筋脉，理气活血，消肿散瘀而止痛的作用。揉法的种类也比较繁多，用手指揉时，称为指揉法。如有拇指揉法、中指揉法、四指揉法、跪指揉法。用手掌揉时称为掌揉法。如有"贴掌揉法""平掌揉法""合掌揉法"。

揉法也往往与其他手法结合应用，因此就使揉法更加广泛地应用于临床，同时也使揉法的种类更加繁多。有捏揉法、点揉法、抠揉法，拿揉法、抓揉法、压揉法等。为了叙述方便，我们将这些结合的手法，均列到捏、点、抠、拿、抓、压等项里去介绍，这里只对指揉法和掌揉法做重点介绍。

① 拇指揉法：

术者以拇指按于脉位上，进行向左或向右的旋转揉按。促使硬结消散，经络畅通，气血得以运行。主要适用于头、面、颈、项部及四肢的脉位上，用力由轻逐渐加重。此法对解除粘连结节及痉挛结节有独特疗效，但单独使用很少，多与捏法及点法配合使用。

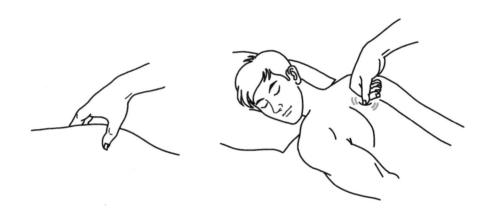

② 中指揉法：

术者用中指，在脉位上进行揉按，其他均同于拇指揉法。

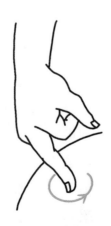

③　四指揉法：

术者以 4 个手指并拢，按于患处，进行环形揉按。用于对整条经络或筋腱进行揉按，使其作用面加大，适用于腰背部。对治疗胃脘痛、心慌、心悸、胸闷等病有显著的效果，使患者有一种舒适感、发热感。

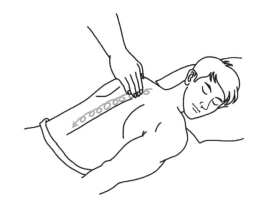

④　跪指揉法：

术者以 4 个手指屈曲呈半握拳状，便 4 个指头的中节接触患部（其状如跪，故名跪指揉法）进行环形揉按，或往返横推，以增加作用强度。作用同于四指揉法，但比四指揉法的接触面积大，而且又便于加大用力，可用于腰背部疾患、神经衰弱、消化不良、痿证等。

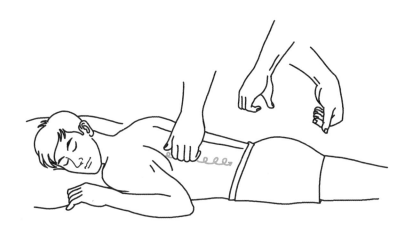

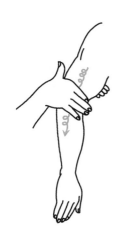

⑤　贴掌揉法：

术者以一手掌贴于患肢的内侧，另一手掌的虎口贴于患肢的外侧，相对地进行由上而下的环形揉按，使患肢有舒适感，从而起理气活血，散瘀止痛的作用，可用于四肢。

⑥　平掌揉法：

术者以手掌平按于患部，做环形揉按，使患部有一种舒适感，能理气活血、散瘀止痛。用于四肢及腰背。

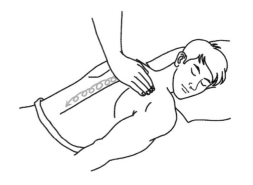

⑦　合掌揉法：

术者两手掌相对，平按于患肢的两侧，相互交错地进行环形的揉按，并逐渐向下移动，使整个患肢有一种酸胀感或舒适感，适用于四肢麻木、酸痛无力、痿证、痹证等。

⑧ **掌根揉法：**

术者以双手（或单手）将四指并拢并略向上翘起，以掌根部接触患部，进行环形揉动，边压边揉，边向下移动。起一种缓解痉挛而止痛的作用，并有舒适感，适用于腹背及下肢麻木、酸痛、瘫痪、痿证、风湿痹证等。

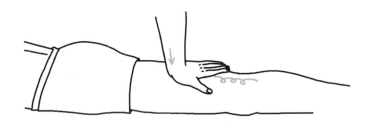

3 抠法

抠法，是术者以手指（拇指、中指或食指）反复抠取位于凹陷部位中的脉位，如抠前膀肾脉、抠血海根脉等。使患肢产生一种酸麻胀感。因为此手法比较重，有时可产生电击样感觉。用拇指抠时称为拇指抠法；用食指抠时称为食指抠法；以中指抠时称为中指抠法。抠法常与揉法相配合，称为"抠揉法"；与拨法配合时称为抠拨法。抠法多用于凹陷处，如锁骨窝、腋窝、肘窝、腹股沟、腘窝等处的脉位，对四肢麻木、酸痛、瘫痪、痿证、痹证均有较好的效果。

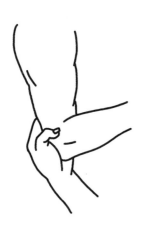

① 拇指抠法：

术者用拇指抠凹陷窝中的脉位，而其余四指仅起辅助作用。一般常用于抠肘尺脉、腕侧双脉和跟腱双脉，使其感觉如电击样麻胀，并向末梢传导。

② 食指抠法：

术者用食指抠凹陷中的脉位，其余四指为辅助，其他同拇指抠法，并且有时常与拇指抠法同时应用，除适用于上述脉位外，还可用于前膀肾脉或腕侧双脉等处。

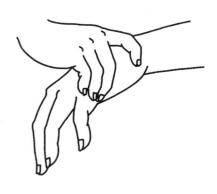

③ 中指抠法：

手法同上，只是术者使用中指，适用于比较深的脉位，如抠腋窝中的血海根脉，或锁骨窝中的前膀肾脉。

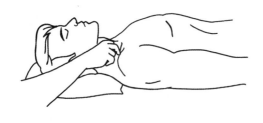

④　抠揉法：

抠法与揉法相配合，即抠住脉位后进行揉按，使之产生更大的感应，叫做"抠揉法"。如抠揉血海根脉、前膀肾脉。

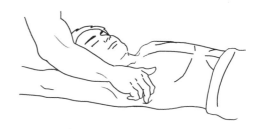

⑤　抠拨法：

抠法与拨法相互配合，即抠住脉位处的筋腔后，进行如弹琴弦样的弹拨，此种手法刺激量最大，一般能产生电击样感觉放散到末梢，可运用于以上所提到的各脉位。

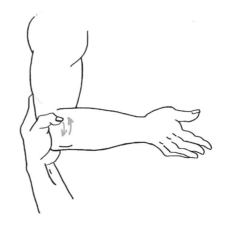

4 拿法

拿法，是术者以拇指的指腹为一侧，与其余四指的指腹相对呈钳形，将患处肌肉、肌腱拿起，形如拿物。按其拿的部位可分为上肢拿法、下肢拿法、肩部拿法。按其拿的方法又可分为辗转拿法、滑动拿法、压缩拿法。与揉法相配合，称为拿揉法，其作用可散风祛寒，流通经络，解痉止痛。

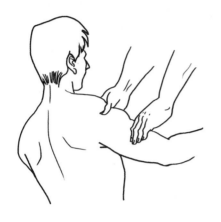

①　上肢拿法：

　　术者一手（或双手）将上肢肌肉拿起放松．再拿起再放松边拿边向末端移动。适用于上肢的损伤和疾患。

②　下肢拿法：

　　其手法同上肢拿法，只是用在下肢，主治下肢各种疾患。

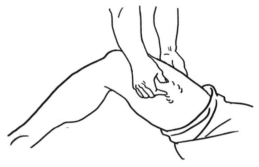

③　颈部拿法：

　　术者用拿法，将颈椎两侧的筋腱肌肉拿起，边拿边放，并且逐渐由上向下移动，对颈后三脉处要重点进行拿起，主治颈椎病、颈部扭伤、落枕等病。

④　肩部拿法：

术者用手拿住肩部筋腱肌肉，特别对肩部有关脉位重点拿起，如同时拿起前、后膀肾脉，或拿肩头脉与肩贞脉，或肩贞脉与抬举脉等。主治肩周炎、上肢痉证、痹证及各种疾患。

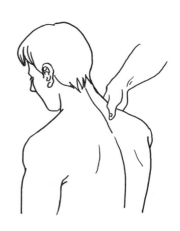

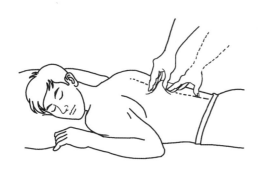

⑤　背部拿法：

术者用拿法，将背部脊柱两旁的肌肉筋腱拿起，边拿边放，由上向下移动拿起。主治腰背部疼痛、腰背肌劳损等症。

⑥　辗转拿法：

术者用拿法，将肌肉筋腱拿起后进行摆动，称为辗转拿法，能使筋腱受到牵拉，而促使挛缩的筋腱得到舒展，移位的筋腱复位。

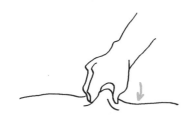
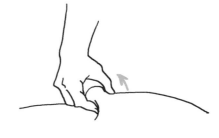

⑦ 滑动拿法：

术者用拿法，将肌肉筋腱拿起后，以手指稍稍放松，使筋腱由手中滑出，以达到理筋活血，解除肌肉筋腱的粘连痉挛等现象。

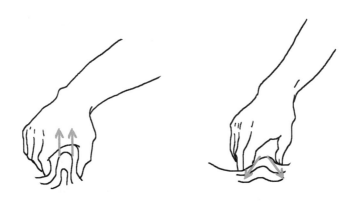

⑧ 压缩拿法：

术者用拿法，将肌肉筋腱拿起后，用力握紧，然后慢慢放松，主要用于活血散瘀，促进气血循环。

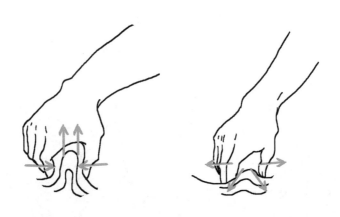

⑨　拿揉法：

持拿法与揉法相配合，即将肌肉、筋腱在拿起放松的同时进行揉按，称为"拿揉法"，可起到疏通经络，调理筋脉，理气活血，散瘀止痛的作用。拿揉法比较常用，尤其适用于腰部、大腿部、上肢部。

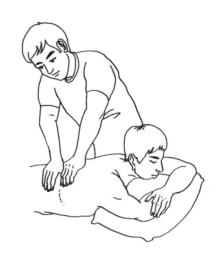

5 点法

术者以手指尖或肘尖点在患部的一定脉位上，使之产生酸麻胀感，促使患处的结聚消散，气血通畅。用手指点时称为指点法，有拇指点法、中指点法。用肘尖点时称为肘点法。点法多与其他手法配合使用，如与揉法配合称为点揉法，与拨法配合称为点拨法，与压法配合称为点压法。

①　指点法：

术者用手指（拇指或中指）点于患部的脉位上，称为"指点法"。一般多用于头、面、颈、项、背部及四肢的脉位上。

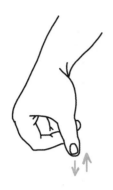
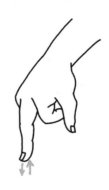

② **肘点法：**

术者用肘尖点于患部的脉位上，称为肘点法。一般多用于腰、骶、臀、髋、股部的脉位上。

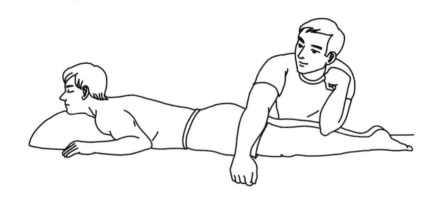

③ **点揉法：**

术者在应用点法的同时，进行环形揉按，称为点揉法。此法能够加强点法的作用力，消肿止痛。

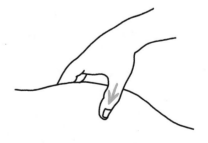

④ 点拨法：

术者在应用点法的同时，对脉位处的筋脉. 按其走行方向进行横向往返拨动，称为点拨法。此法具有舒筋理筋，疏通经络，解聚散结，活血止痛的作用。

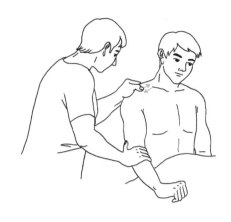

⑤ 点压法：

术者在应用点法的同时，用力向下压，以加大刺激量，肘点法常与压法配合。因腰、臀、股部的肌肉丰富，脉位较深，只有用"点压法"加大压力方可作用到脉位上。

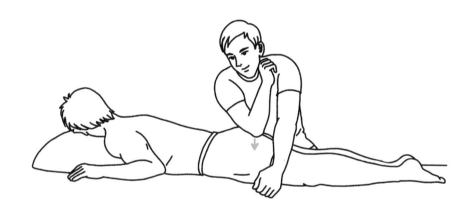

6 拨法

拨法，即术者用手指按于患处脉位上，摸清筋脉，横于筋腱走行方向，进行往返弹拨，其状如弹拨琴弦。拨法是一种比较强烈的手法，能产生酸麻胀感，甚至产生触电样感觉。俗称弹筋拨络，又

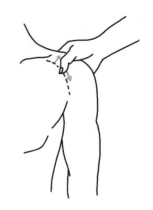

叫弹拨法。它能调理筋腰，疏通经络，缓解痉挛，消散结聚，促使移位的或变形的筋脉恢复正常。拨法也常与其他手法配合，见有关各项下。

7 刮法

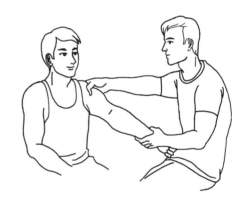

刮法，即术者以拇指尖在患处的一定部位上顺着筋脉的走行方向进行刮动。此法更为强烈，感应和作用也都比拨法更强烈。多用于脉位处的筋脉结节等位置。

8 划法

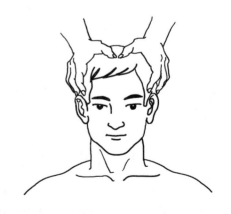

划法，又称指划法，只适用于头部。让患者取仰卧位，术者坐于患者头前，两臂半屈，5指微屈，两拇指尖按于颅顶脉处，做呈"—"状轻轻揉按划动，同时其余4指散开屈曲，以指尖触及额角及额部做椭圆状划动或颤点，使头部有一种舒适感。

9 搓法

搓法，即术者用手指或手掌按于患处脉位的皮肤上，进行往返摸擦搓动，便之充血、发红、发热。可促使局部毛细血管扩张，加速气血循行，而起到活血止痛的作用。

搓法可分为拇指搓法、平掌搓法、立掌搓法、合掌搓法等。搓法与揉法相配合称搓揉法。一般多用于头面及四肢部。

① 拇指搓法：

术者用双手拇指指腹平按于患部脉位上，进行往返搓动，使局部有充血、发红、发热等现象。此手法多用于头面及四肢部的脉位上。

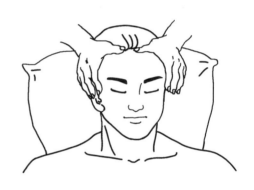

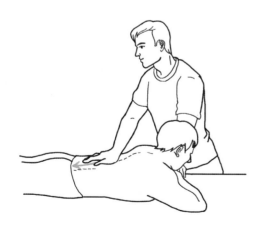

② 平掌搓法：

术者以手掌平按于患部的脉位上，用手掌及掌根往返搓动患部的皮肤。多用于胸、背、腰及四肢部。

③　立掌搓法：

术者以手掌尺侧小鱼际，按于患处的一定部位上，进行往返搓动。常用于背部、脊柱面侧。

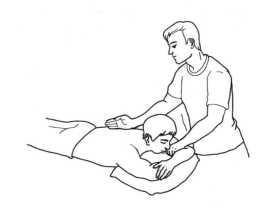

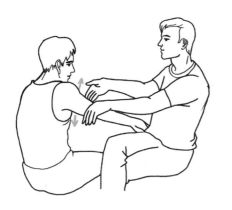

④　虎口搓法：

术者双手拇指张开，以虎口及食指拇侧按于患处进行往返搓动。多用于上肢部。

⑤　合掌搓法：

术者以两手掌相对，挟持于患肢两侧，进行由上而下的往返搓动。多用于四肢部。

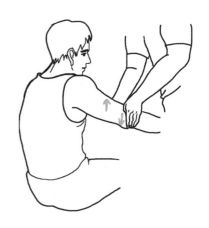

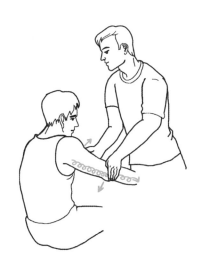

⑥ 搓揉法：

搓法与揉法相配合称为搓揉法，即在往返搓动的同时进行环形揉按，使肢体有一种舒适感。多用于痹症、痿证，肌肉萎缩、小儿麻痹等症的四肢部。

10 压法

压法，即术者以手掌或拳头按于患部的脉位上，用力向下按压。用力时要由轻逐渐加大压力，使患处有一种麻胀或发热的感觉。可分为单掌压法、双拳压法、双掌压法、驼鞍式压法等。

① 单掌压法：

术者以一手掌单独平压于患处脉位上。常用于腹部腰背部。

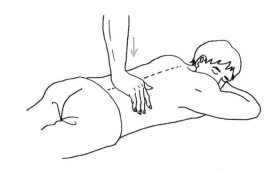

② 双掌压法：

术者用双手掌同时压于患部脉位上，或以一手掌压于脉位上，同时另一手掌压于掌背上，逐渐用力下压，多用于腰、背及大腿部。

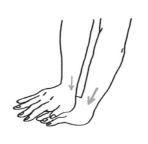
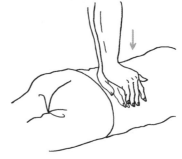

③ 双拳压法：

术者双手握拳、以四个手指近节压于患处，由上而下顺次按压，用力要均匀，不可过猛。适用于腰背部。

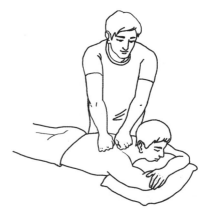

④ 驼鞍式压法：

患者俯卧于鞍形软凳上（或在诊察床上再放上枕头垫起也可），术者一手单按于脊背的上部，另一只手掌按于尾骶部，逐渐用力下压，术时发酸麻胀感，术后轻松。多用于腰背脊柱的损伤和疾患。

11 滚法

滚法，即术者以手握拳，用手背部的指掌关节的突出部着力，作用在患部上，进行前后不停的滚动，用力要均匀。常用于肩部、腰背部和下肢部。用单拳滚动时，称为单拳滚法；用双拳滚动时称为双拳滚法。滚法也可以与其他手法配合，如与压法配合称为滚压法，与揉法配合称为滚揉法。

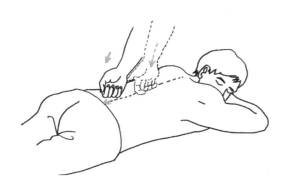

① 单拳滚法：

术者右手半握拳，以掌背的指掌关节突出部，接触患处进行往返滚动，并逐渐向下移动，适用于肩背及下肢部，尤其适用于脊柱的棘间韧带损伤。

② 双拳滚法：

术者双手半握拳，以拳背、手指及指掌关节突出部接触患处，进行反复滚动，并逐渐向下移动。适用于肩背部及脊柱两侧。

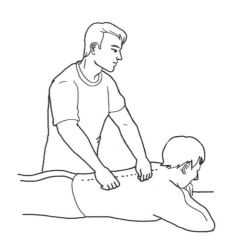

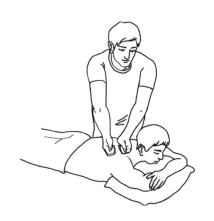

③ 双拳滚压法：

术者双手握成实拳，以双拳的四指近节平按于脊柱两侧，用力向前滚推，同时用力下压，并逐渐由上向下，边滚压边移动。适用于舒展腰背部脊柱两侧的肌肉。

④ 滚揉法：

术者以单拳滚法，同时进行环形揉按，并逐渐由上向下移动，称为滚揉法，多用于腰背部。

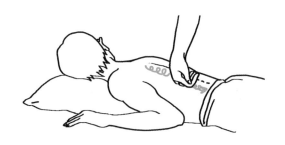

⑤ 大鱼际滚揉法：

术者用双手掌的大鱼际，按于患处进行反复滚揉，并逐渐向下移动。多用于颈肩部，使局部有一种舒适感。

12 掐法

掐法，即术者以拇指尖与中指尖相对，掐住某一脉位（如内、外四指脉，腓内脉）不动，并逐渐加大用力。使该处有一种酸胀或麻木的感觉。

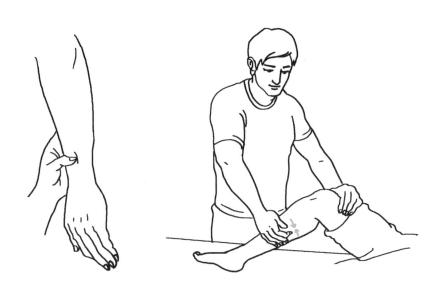

13 推法

推法，即术者用一手掌（或双手掌），拇指外展呈"八"字形分开，平按于患部或脉位处，然后用力向前推开，一般由患肢的上方推向下方。常用于腰背部及下肢部。常用推法有腰背顺推法、八字分推法和下肢推法。

1 腰背顺推法：

术者双手掌呈八字形分开，按于背部脊柱两侧，由上而下顺推至骶部，并逐渐加大用力。适用于腰背部疾患。

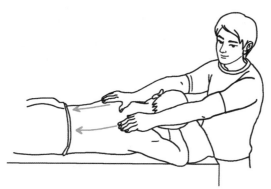

②　八字分推法：

术者双手掌呈八字形分开，按于背部脊柱两侧呈八字形向两侧分推。主治腰背疾患。

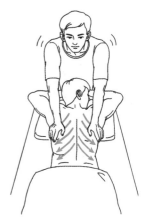

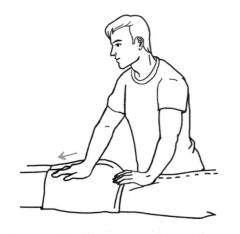

③　下肢推法：

术者一手掌按于腰部，另一手掌呈八字形分开，按于大腿根部，向下推至踝关节附近。

14 扳法

扳法，是使脊柱关节在功能活动范围内，予以最大限度的被动扭转，起到松动关节、活动筋腱、舒展肌肉的作用。扳法分为侧扳法和斜扳法。

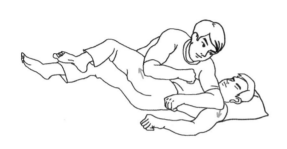

① 侧扳法：

患者取侧卧位，上腿屈曲，下腿伸直，一肘压于肩前部，另一肘压于臀后部，两肘向相反方向同时用力，一般可听到响声，然后以同样手法做对侧。主治腰腿疾患。

② 斜扳法：

斜扳法，可分为扳肩法与扳腿法两种。

a.扳肩法：

即让患者取俯卧位，术者立于患者身侧，一手扳住肩部，另一手抵于胸椎部、两手向相反方向用力扳转，并可触及响动，再以同样方法做对侧。主要适用于治疗胸椎部的扭挫伤等疾患。

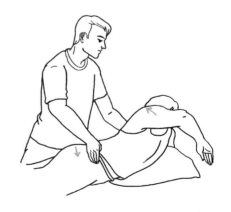

b.扳腿法：

让患者取俯卧位，术者一手按住腰骶部，另一手搬起对侧的大腿，向相反方向用力扳动，一段可听到响声，然后再以同样手法做对侧。主治腰腿疾患。

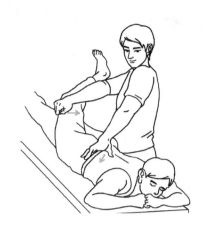

15 抖法

抖法有两大类。一类是抖动整个患肢，即在患者全身放松的情况下，术者握住患者手腕或足踝部，用力牵拉，同时进行抖动，具有疏松关节，活动筋腱的作用，可分为上肢牵抖法和下肢牵抖法。

另一类是患肢不动，在肌肉放松的情况下，对患肢的肌肉筋腱进行颤抖，其作用为舒展筋腱，调理气血，活血散淤，消肿止痛，可分为颤抖法和抓抖法。

① 上肢牵抖法：

术者双手握于患肢手掌，令患者放松肌肉，稍用力牵拉，然后进行上下抖动。主要是活动肩肘腕关节和肌肉筋腱。

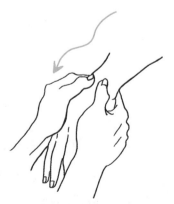

② 下肢牵抖法：

令患者把住床沿，放松肌肉，术者双手握住患肢踝部，然后用力牵拉，进行上下抖动。主要是活动腰背及下肢关节和肌肉筋腱。

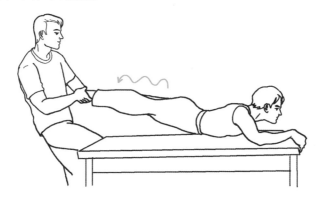

③　上肢颤抖法：

术者双手拇指张开，其余四指屈曲，用双手虎口贴近患肢两侧，进行上下交替的颤抖，并逐渐向腕部移动，使患肢有一种舒适感。可放松肌肉，调和气血。

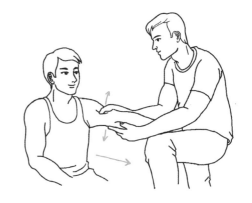

④　上肢抓抖法：

术者双手五指分开，屈曲呈爪形手，虚抓患肢两侧的肌肉，进行上下交替颤抖，逐渐向下端移动，使患肢有一种舒适感，可放松肌肉，理气活血。主治上肢疾患。

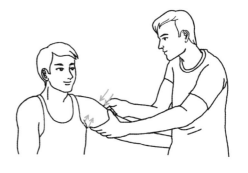

⑤   下肢抓抖法：

让患者俯卧，伸直下肢，术者双手呈爪形手，虚抓于下肢两侧的肌肉，进行上下交替颤抖，使患肢有一种舒适感。

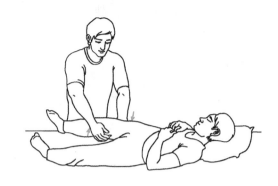

16 抓法

抓法，即术者双手拇指张开，其余四指并拢屈曲，与掌根相对，抓住患肢两侧的肌肉，双手交替进行，边抓、边放、边向下移动。对于患肢的脉位处应稍加用力，使患肢有酸、麻感觉。多用于四肢部。

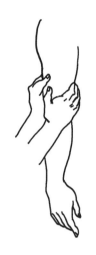

17 摇法

摇法，摇即是旋转，摇法多用于具有旋转活动功能的各关节，促使其恢复正常的旋转功能。按其部位分为颈部摇法、摇肩法、肩部抢措法、摇腕法、插指法、插趾法和腰骶滚摇法等。

① 颈部摇法：

术者一手托住患者下颌部，另一手按住头顶进行左右划圈旋转，促使颈椎各关节及筋腱充分活动。主治颈椎病、落枕等。

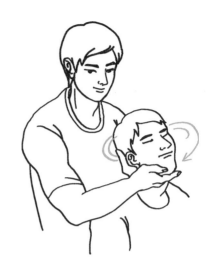

② 摇肩法：

术者双手（或一手固定肩部，另一手握住腕部）握住腕部稍用力牵拉，并同时进行向内旋转和向外旋转活动。使肩关节及其筋腱充分活动。主治肩周炎及肩部扭伤等疾患。

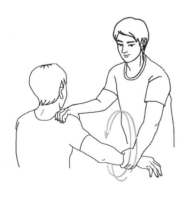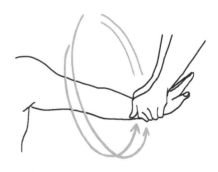

③ 肩部抡摇法：

术者与患者面向同一方向，术者立于患者患侧，用手勾住患肢腕部，反复做向前和向后大幅度的抡摇活动，使肩关节充分活动。主治肩周各病。

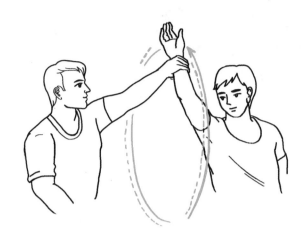

④　摇腕法：

术者一手握住腕部固定，另一手握住手掌进行向内和向外的旋转活动。主治腕关节各种损伤和疾患。

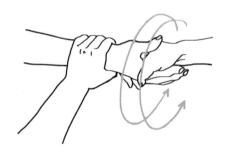

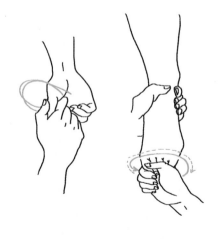

⑤　摇指(趾)法：

术者用一手握住患指（趾）的掌（或跖）部，另一手的拇指及食指握住患指（趾），进行左右旋转。可治疗指（趾）关节及指掌（跖趾）关节损伤。

⑥ 摇髋法：

让患者仰卧，术者立于患侧，一手按于膝部，另一手握住踝部，使患侧大腿呈屈曲状，进行划圈形旋转，使髋关节充分活动，促使其恢复正常的旋转活动功能。

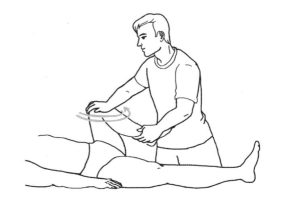

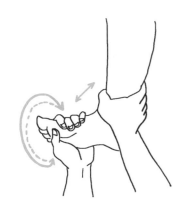

⑦ 摇踝法：

术者一手握住患肢踝关节部，另一手握住足前掌处，进行向左或向右旋转活动。可治疗踝关节扭伤等症。

⑧ 腰骶滚摇法：

让患者仰卧，双腿屈曲，术者立于侧面，双手按住双膝和双踝部进行左右旋转，可使腰骶关节充分活动。治疗腰骶关节损伤等症。

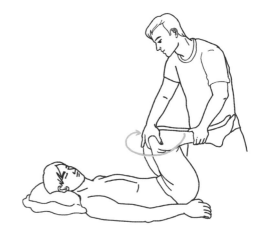

18 摆法

让患者俯卧，术者右手掌及前臂的尺侧按于背部正中线上，以手腕为轴，手掌进行左右摆动，同时边摆边向下移动，使患者有一种舒适感。多用于背部的损伤和疾患。

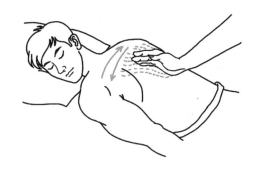

19 挤法

挤法，又称合掌挤法，术者双手十指交叉，抱于某关节处进行挤压。常用于治疗踝关节扭伤等症。

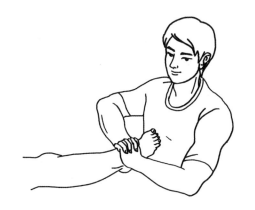

20 挟法

挟法，是以患者的肢体进行挟持的一种方法，可分为上肢挟法和下肢挟法，可促使关节、筋腱放松。多用于治疗关节脱臼和其他损伤。

① 上肢挟法:

用枕头或拳头,挟于患侧腋窝,术者用另一手压按肘臂部,可逐渐加大用力。常用于肩关节脱位及损伤。

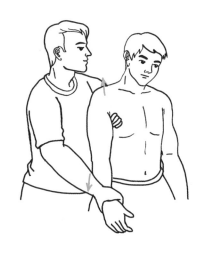

② 下肢挟法:

让患者取侧卧位,将枕头挟于裆中,使枕头串紧会阴部,术者一手按于髋部固定,另一手压于膝关节处,逐渐加大压力。适用于髋关节前脱位及扭挫伤等症。

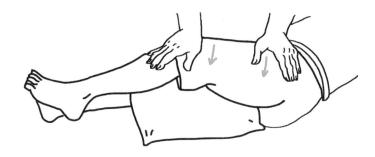

21 引法

引法,又称引伸法,即术者牵拉着患肢,引导其伸展,能促使肩关节的活动功能恢复。多用于上肢肩周病等功能活动受限者。

① **前屈引伸法：**

术者一手按于患侧肩部，另一手握住腕部，引导上肢屈肘摸头，再伸直下垂，如此反复活动。主要用于活动肩肘关节。

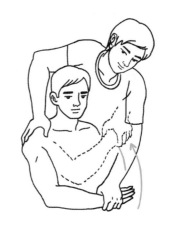

② **后背引伸法：**

术者一手按于患侧肩部，另一手握住患侧胸部，引导上肢往后背屈肘，手掌朝外，手背触背。

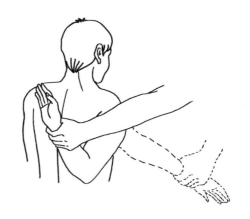

③ **抬举引伸法：**

术者一手按于患侧肩部，另一手握住用患肢腕部，引导上肢抬举过顶，屈时使前臂横于头顶上。主治肩部扭挫伤、肩周病等。

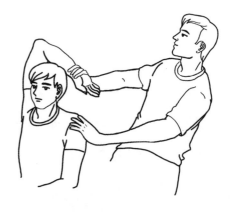

22 拔法

拔法，又称"拔伸法"，即用牵拉的力量将挛缩的关节筋腱拉开，多用于四肢部。可分为肩关节拔伸法、肘关节拔伸法、腕关节拔伸法、拔指（趾）法、上肢拔伸法和下肢拔伸法。

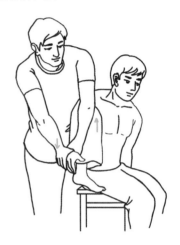

① 肩关节拔伸法：

术者用膝关节顶于患侧腋窝部，双手握住患肢腕部用力向下牵拉。可用于肩关节脱位、肩关节扭挫伤、肩周病等。

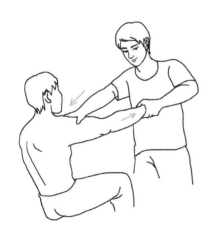

② 肘关节拔伸法：

术者一手握住患肢上臂中段，另一手握住腕部，分别向两端用力牵拉。适用于肘关节脱位和肘部扭挫伤等。

③ 腕关节拔伸法：

术者用双手大拇指按于患肢手背腕关节处，其余四指握入手掌内，此时双手已分别握住患手的大小鱼际，用力牵拉，同时进行掌屈和背屈活动。治疗腕关节脱位、扭伤挫伤等病。

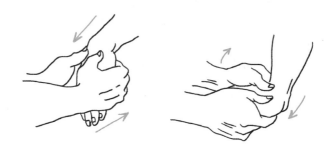

④　拔指（趾）法：

术者用一手握住腕（或踝）部，另一手握呈"夹钳状"拳，用食指、中指钳住患指（趾），牵拉拔伸，稍用力牵拉，患指从"钳口"中滑脱时可发出清脆的响声。适用于指（趾）关节脱位及扭挫伤。

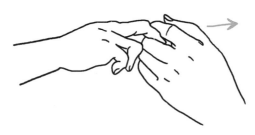

⑤　上肢拔伸法：

术者双手握住患肢腕部，先将其送于体侧，然后再快速用力向前方伸出。

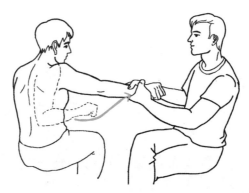

⑥　下肢拔伸法：

令患者仰卧，术者双手握住患肢的小腿和踝部，先将下肢送回到屈曲位，再快速用力牵拉将下肢伸直。

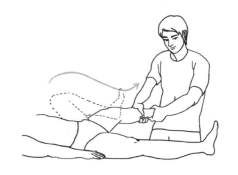

23 折法

折法，又称曲折法，是对屈曲关节进行活动的一种手法，多用于肘、膝关节部，可分为折肘法和折膝法。

① 折肘法：

术者一手按于患肢肘关节略上方，另一手握住腕部，反复做屈伸活动。多用于肘关节损伤。

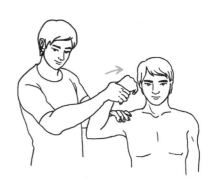

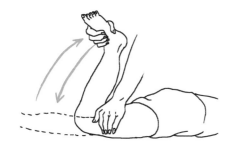

② 折膝法：

患者俯卧，术者一手按于腘窝略上方，另一手握住足背或踝部进行反复的屈伸活动。适用于膝关节损伤等病。

24 打法

打法，即术者用十指尖、虚拳或实拳，在患部进行有节奏的叩打或捶击，可促进气血循环，疏通经络，消肿止痛。可分为十指叩打法、虚拳拍打法和实拳捶打法。

① 十指叩打法：

术者双手十指微屈，呈爪形，以手指尖在患部进行交替叩打。用力要均匀，使患者有一种舒适感。多用于腰背及下肢。

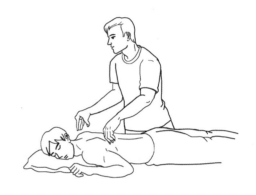

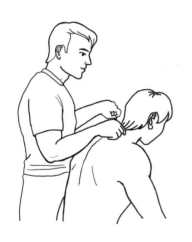

② 虚拳拍打法：

术者双手握成虚拳，在患部进行交替拍打。用力要均匀，可发出有节奏的清脆的响声，使患者有轻松感觉，能促进气血循环。多用于肩背及腰骶部。

③ **实拳捶打法：**

术者双手握成实拳，用力捶打患部，双拳交替进行有节奏的捶打。常用于颈肩部、腰骶部与髋周部。

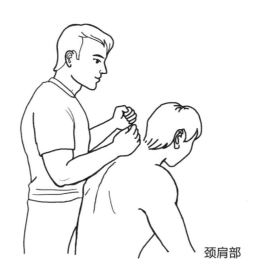

颈肩部

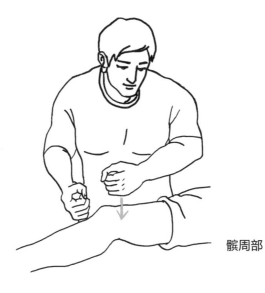

髋周部

三、捏筋保健的常用适应症

1 搓掌心

盘膝端坐，头颈正直，双手掌心相对，对搓 100 次，直至手心发热，**可治疗高血压、神经衰弱，增加末梢循环。**

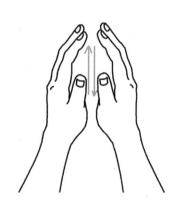

2 点揉颈后三脉

盘膝端坐，头微向前屈，双手拇指同时依次点揉颈后上、中、下脉，各 30 次，**可治疗头痛、颈椎病等。**

3 搓眉头

盘膝端坐，头微向前屈，双手拇指指腹按于眉头处，来回搓动，力量不宜过大，应有发热舒适感，**可解除眼部疲劳，并可预防近视。**

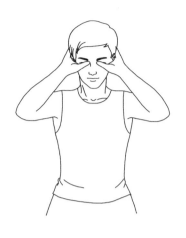

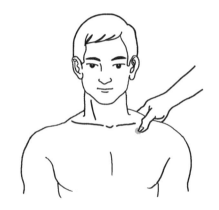

4 拿肩井

盘膝端坐，头颈正直，左右侧肩井各拿30次，力量由轻逐渐加重，**可解除疲劳，防治颈肩部劳损。**

5 抓上肢

盘膝端坐，头颈正直，用一手抓住对侧上肢，从肩头部开始逐渐向下移动，反复抓20次再换另一侧，**可防治肩周炎，对上肢麻木无力的患者能起到治疗作用。**

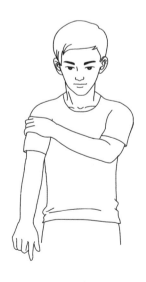

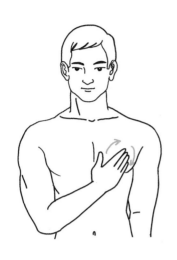

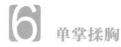

6　单掌揉胸

盘膝端坐，头颈正直，用一手掌揉对侧胸部 50 次，再换另一手揉对侧胸部 50 次，胸部有发热感为宜，**可治疗心慌、胸闷、心悸、气短。**

7　单掌揉腹

盘膝端坐，头微向前屈，用单掌揉腹部 50 次，再换另一手掌揉 50 次，**可增加腹部蠕动，增进食欲，治疗便秘，可减少腹部多余脂肪。**

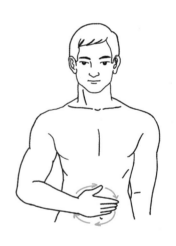

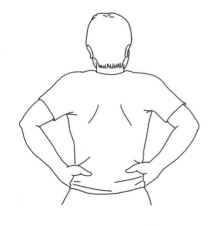

8　点腰眼

盘膝端坐，挺胸抬头，双手拇指同时点住两侧腰眼部，各点揉 50 次，可适当加大用力，**主治腰肌劳损、腰背痛，并可强精补肾。**

9 双掌搓腰眼

盘膝端坐，挺胸抬头，双手张开，按住腰部，进行上下搓动，往返 50 次，使腰部有发热感为宜，**主治腰痛、腰部僵硬，可助强精补肾。**

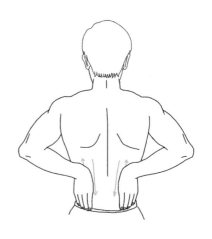

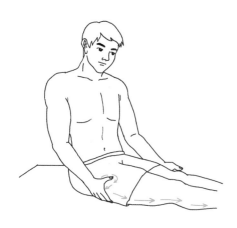

10 拿揉下肢

两腿伸直，平坐于床，双手同时拿揉下肢，从大腿根部至踝部，反复拿揉 20 次，**主治下肢麻木无力。**

11 双手抓膝

两腿伸直，平坐于床，双手十指成爪形，同时抓住双侧膝盖，各抓拿 50 次，使膝关节内有发热感，**可治疗各种膝关节疾病。**

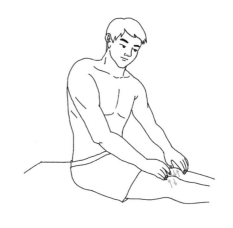

12 掌搓足心

　　盘膝端坐，头微向前屈，用手掌搓足心，往返搓动 50 次，再换另一侧，至足心发热，可治高血压，解除疲劳。操作手法可用自己健侧手进行，亦或由家人辅助。

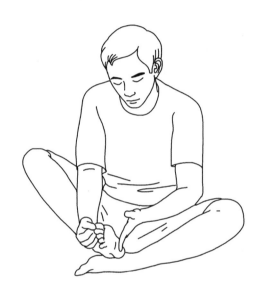

四、捏筋法的注意事项

1 在施行捏筋手法之前，患者应保持精神安宁，使肌肉放松，如远路赶来者，应休息20～30分钟。

2 在施行捏筋手法之前，让患者排净大小便，脱去外衣，坐在诊察凳上，或躺在诊察床上。

3 施行捏筋手法时，应先由轻柔手法，逐渐加重，不能一次用力过猛。

4 对年老体弱及儿童患者，在施行手法时宜轻；对身体较壮、病程较长或运动知觉功能迟钝，甚至消失者，手法宜重。

5 捏揉肌肉菲薄处的脉位手法宜轻，捏揉肌肉肥厚处的脉位手法宜重。

6 促进关节活动功能的手法，不能超出该关节的正常功能活动范围。

7 捏筋手法的禁忌证

① 妇女妊娠期，初期禁止捏揉躯干部及用较大力量刺激脉位，后期禁止用一切捏揉手法。

② 有出血疾患者，如咯血、吐血、血、尿血、便血以及外伤性大出血和妇女月经期等。禁用捏筋手法。

③ 急性传染病患者禁用捏筋手法。

④ 重度心脏病患者禁用捏筋手法。

⑤ 各种皮肤病、疖肿、疮疡禁用控筋手法，以免病势扩散。

⑥ 梅毒、骨结核、类风湿禁用捏筋手法。

⑦ 各种骨瘤及内脏肿瘤患者，禁用捏筋手法。

⑧ 对于各种骨折，在其未经整复固定之前禁用捏筋手法。在其整复固定之后，可在其远离骨折处选用一些比较轻柔的手法。在其临床愈合后，加强功能锻炼时期，便可选用有利于加强活动功能恢复的捏筋手法。

第三章

常见病家庭拍打治疗实例

一、颈肩臂痛（颈神经根炎）

天气转凉的时候，很多人会突然出现脖子疼痛的症状，并且放射到胳膊上，疼痛持续不断，到了晚上还会加重，无法安睡，非常痛苦。这就是神经根炎，往往见于天热出汗以后突然吹冷气。热的时候汗毛孔张开，突然吹冷气会让汗毛孔骤然封闭，而使寒气聚集在体内不得排出，使肌肉痉挛，从而压迫局部神经造成神经根水肿。很多时候这种病还很容易被诊断为神经根型颈椎病，采用营养神经治疗法没什么效果，会给患者带来极大困扰。

刘老伯，61岁，半个月前外出旅游，睡觉时枕的枕头和家里的高矮不同，造成颈部痉挛，转动不灵活。当时身边正好自备有火罐，以为自己受了风寒，老话说"针灸拔罐，没病去一半"，自己就让家人在脖子上拔了几个火罐。当时感觉轻松多了，但第二天早起突然感觉脖子不能转了，而且疼痛很剧烈，还牵扯着一侧上肢疼痛，并出现放射性痉挛，有下沉感，伴有麻痛，患肢高举时疼痛有所缓解，但几分钟后疼痛如前，只得时而抬高上肢，时而放下，苦不堪言。如今病已半月有余，病情逐渐加重，不见好转。

葛大夫教您治疗：

1 拍打治疗手法

步骤一

拍打双侧颈肩部，可以重点拍打疼痛一侧的颈后下脉、肩井脉、肩胛暗脉、肩贞脉以及腋窝的血海根脉，每个脉位反复拍打，感觉颈肩臂肌肉放松，轻微发热为宜。

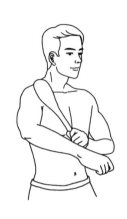

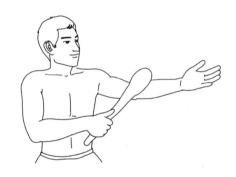

步骤二

拍打疼痛一侧上肢四面，从肩部拍打至手掌，力度要由轻渐重，反复拍打，10～20分钟，会感到手臂发热，轻松，疼痛减轻。

步骤三

拍打背后三条线，按先中间后两边的顺序，自上至下拍打。拍打5～10分钟，觉得背部肌肉得到放松，不紧绷了即可。

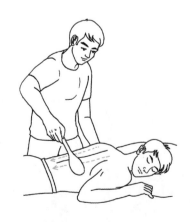

2 捏筋辅助手法

步骤一

用拇指或中指点揉患侧颈后三脉，力度由轻渐重，不宜过重，以感觉酸胀为度，三个脉位各 100 下左右，以颈后下脉为重点。

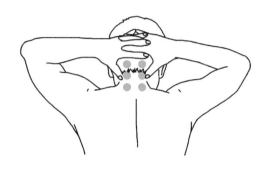

步骤二

用中指点揉、点拨疼痛一侧的肩井脉、肩胛暗脉、肩贞脉、血海根脉，力度由轻渐重，每个脉位各按 50 ～ 100 下，以感觉酸胀痛为度，重点点拨血海根脉，点拨时应感觉有向前臂扩散产生放射状的过电感。

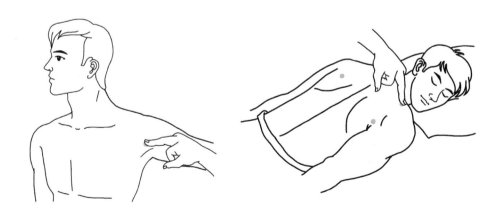

以上治疗手法每天早晚各做一次即可。

葛大夫教您拍打操:

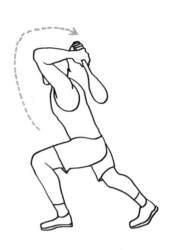

❶　冒顶式：拍打背后三条线，同时促进局部循环，加快神经根水肿的吸收。

❷　冲天炮第一及第二式、穿心炮式、雕手式、小冲天炮式：拍打上肢四面。

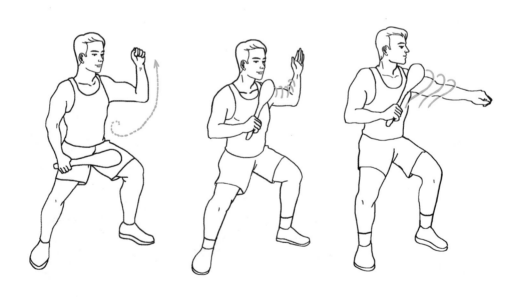

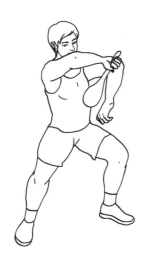 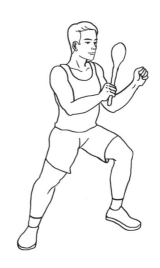

患者体会：

　　这个病太痛苦了，疼起来什么也做不了，到了晚上又完全没法睡觉，一天 24 小时都在疼，吃了药也不管用，人都快拖垮了，精神也快要崩溃了。学了葛大夫教的拍打疗法以后，刚开始拍打的时候并没有明显缓解，疼痛还是时轻时重，拍打一周以后，疼痛开始好转了。但第二天又会反复，坚持拍打一个多月，病情开始稳定，到了晚上也能入睡了，自己坚持治疗了两个月，症状已经减轻了很多。

葛大夫小提示：

❶　注意保暖，不要吹空调冷风，可贴一些治疗风寒湿邪的膏药配合治疗，也可配合理疗，如超短波等。

❷　此病病程长者甚至能拖到两三年，病痊愈后，如果遇冷或受累的话还会感到颈部疼痛不适，所以一定要注意保暖，并禁止搬抬较重物品。

二、颈肩背痛（颈型颈椎病）

现如今，无论是工作中还是生活中，电脑的使用越来越广泛，年轻人喜欢用电脑玩游戏，还有很多老年人退休后也喜欢上上网打打牌，全神贯注地坐久了，时常会感觉到脖子肩膀酸痛，后背发紧发沉。这就是典型的颈型颈椎病，但是由于症状比较简单常见，很多人都不太在意，等到严重了，就会感觉得脖子酸痛得厉害，后背又紧又僵，怎么待着都不舒服。

37岁的刘先生，作为一名优秀的工程师，每天在电脑前奋斗个八九个小时都是常事，多年下来，颈椎病开始影响了他的生活，平时待着都会觉得脖子肩膀酸疼得厉害，脖子发紧，转脖子费劲，转动时里面还有喀嚓喀嚓的响声，后背也发紧，活动不开，工作生活都因此打了折扣。这是最常见的颈型颈椎病，往往见于长期的劳损造成肌肉的痉挛、韧带纤维化甚至钙化。

葛大夫教您治疗：

1 拍打治疗手法

步骤一

拍打双侧颈肩部，重点拍打肩井脉、肩胛暗脉、肩贞脉，拍打5分钟，约200下，会感觉颈肩臂肌肉放松，轻微发热。

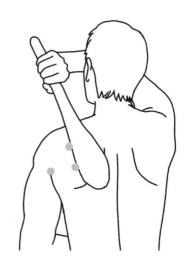

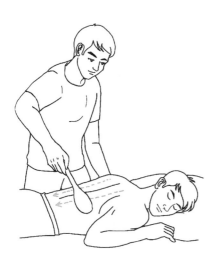

步骤二

拍打背后三条线，按先中间后两边的顺序，自上至下拍打。拍打5～10分钟，拍打约200～400下，放松背部肌肉。

拍打疗法每天早晚进行两次即可。

2 捏筋辅助手法

步骤一

用双手拇指点揉颈后三脉，以颈后中脉为重点，力度不宜过大，各 100 下，点揉时以脉位感觉酸痛为度，治疗后感觉脖子有轻松感为宜。颈后三脉是治疗颈椎病，尤其是治疗劳损导致的颈型颈椎病最主要的脉位，有放松颈部肌肉，缓解痉挛的作用。

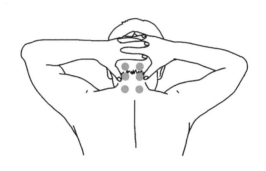

步骤二

用中指点揉、点拨双侧肩井脉、肩胛暗脉，力度可稍重，各 100 下，以感觉脉位酸胀痛为度，治疗后会感觉肩背部肌肉得到了放松。

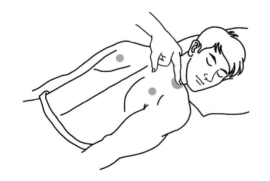

以上辅助手法在脖子感觉酸痛时即可进行。

葛大夫教您拍打操:

① 冒顶式:拍打背后三条线,缓解背部肌肉痉挛劳损。

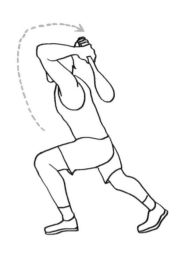

② 冲天炮第一及第二式、穿心炮式、雕手式、小冲天炮式:拍打上肢四面,拍打过程中,放松肩背部肌肉。

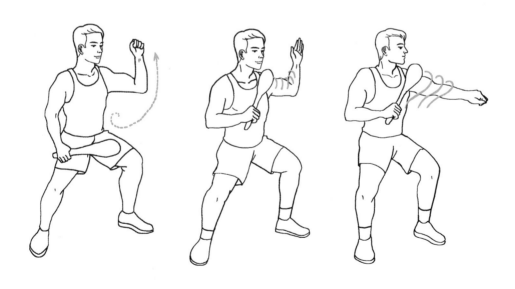

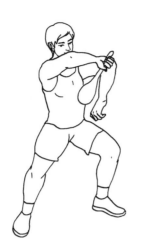
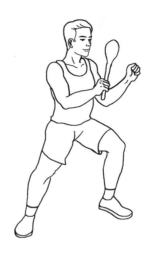

患者体会：

　　每天在电脑前面一坐就是八九个小时，有时候太投入了根本想不起来休息，顶多是回家了就躺下或是坐在沙发里休息，现在脖子和肩膀僵硬，怎么都缓不过来，后背也觉得紧，而且什么姿势都不得劲，难受起来都影响工作了。自从学了葛大夫教的拍打操，每天抽空拍打两三遍，长期坚持下来觉得脖子肩膀轻松多了，后背也松快了，特别管用。以后工作中，也一样要注意保养自己身体啊。

葛大夫小提示：

❶　长期坐在电脑前或者老伏案低头的人群最易得颈型颈椎病，最好能每半小时到一小时抽出两三分钟来做做扩胸运动，活动一下颈椎和胳膊，可以很好地预防颈型颈椎病。

❷　对颈椎最有益处的状态就是经常活动，任何一个姿势待得久了都会造成颈椎劳损，所以在假期或闲暇时多锻炼身体，或是做一些让颈椎可以经常活动的项目，对颈椎病会有明显的缓解，并且有显著的预防效果。

三、失眠 + 头晕头痛（椎动脉型颈椎病）

睡眠是我们生活中不可或缺的一部分，通过充足的睡眠，我们身体和精神都能得到充分的休息。所以当睡眠出现问题的时候，就会极大地影响我们的健康、情绪以及生活质量。失眠是一种由多种原因导致的常见病，但往往给患者带来极大的痛苦和心理负担。

陈女士，刚刚 30 岁，但是从三年前就开始出现失眠的症状。睡不着，即使勉强入睡，睡眠质量也非常差，睡不到两三个小时就醒，睡完也不解乏，总是处于一种疲惫的状态，白天工作也打不起精神，还出现头晕头痛的症状，总觉得头发沉，还睁不开眼，精神无法集中，工作做不好，反而带来更大的压力，三年来用了各种办法也没有改善，精神也开始抑郁，造成了极大困扰。这种失眠往往由于椎动脉型颈椎病导致，椎基底动脉狭窄，头部供血不足而引起，在当下快节奏的生活工作下很常见。

葛大夫教您治疗:

1 拍打治疗手法

步骤一

　　拍打双侧颈肩部，可重点拍打肩井脉、后膀肾脉、肩胛暗脉、肩贞脉、平心脉，反复拍打5分钟，以颈肩部肌肉轻松为度。

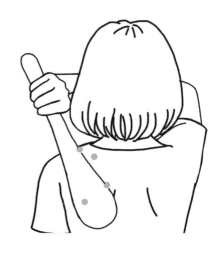

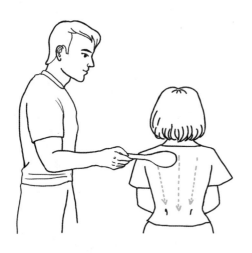

步骤二

　　拍打背后三条线，按照先中间后两边的顺序，自上至下拍打。拍打5～10分钟，拍打约200～400下，拍打后觉得背部肌肉放松即可。

步骤三

　　拍打双侧上肢四面，从肩部拍打到手掌，力度由轻渐重，掌心可以重拍，反复拍打 10 分钟，约 400 下，感觉胳膊放松，手心发热为宜。

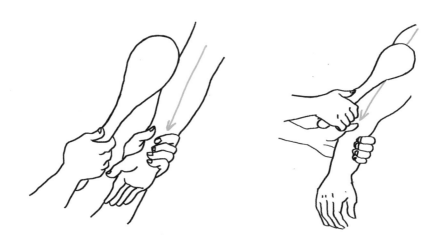

拍打疗法每天早晚进行两次即可。

　捏筋辅助手法

步骤一

　　用拇指点揉或掐揉颈后三脉，以颈后上脉为重点，力度可以稍重，三个脉位各揉 100 下左右，感觉颈部肌肉得到放松即可。

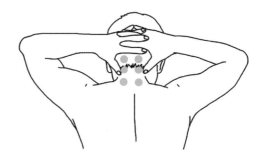

步骤二

　　用拇指或中指点揉、点拨双侧肩井脉、肩胛暗脉，力度稍轻，感觉脉位酸胀痛即可，每个脉位各100下，有放松肩背部的作用。

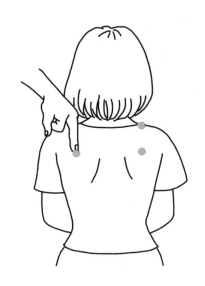

步骤三

　　点揉、搓揉头面部脉位，以太阳脉、眼周诸脉位为主，力度稍轻，以感觉酸胀为度，按揉10分钟左右，以治疗部位感觉微微发热为宜。

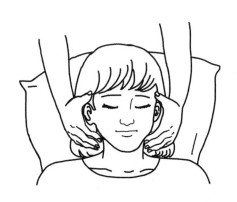

以上疗法每天晚上临睡前做即可。

葛大夫教您拍打操：

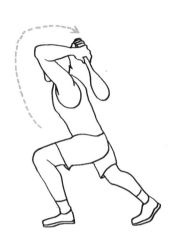

❶ 冒顶式：拍打背后三条线，同时促进局部循环，加快神经根水肿的吸收。

❷ 冲天炮第一及第二式、穿心炮式、雕手式、小冲天炮式：拍打上肢四面。

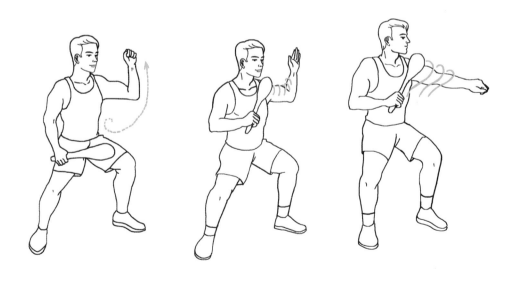

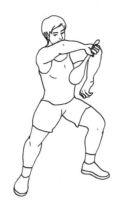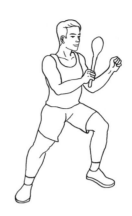

患者体会:

　　这个病困扰我三年了，睡不着觉，精神压力大，身体也疲累，头疼起来沉沉的，睁不开眼睛，但是真正休息又睡不着，一晕起来天旋地转，吃什么药都没什么效果，精神都抑郁了。学了葛大夫教的拍打操，自己试着给自己拍打治疗，开始没什么明显效果，去咨询葛大夫，葛大夫说这个病一定要每天坚持自我治疗，坚持了一周多，感觉比以前容易入睡了，好的时候能睡上四五个小时。坚持拍打了三个多月后，白天精神好多了，不会动不动觉得天旋地转，或者有头上顶着重物之感，晚上也基本能顺利入睡了。

葛大夫小提示:

❶　失眠时间长了很容易出现情绪急躁焦虑，要调节自己的状态，心理上要放松，不然会出现恶性循环。

❷　有时间适当作一些锻炼，身心得到放松的同时，促进全身供血，对改善失眠很有用。

❸　如果时间充裕，进行拍打疗法时，也可以适当拍打下肢，重点拍打拍打脚心，全身循环好了，睡眠会得到显著改善。

四、失眠 + 颈肩背痛（胸椎小关节紊乱）

现在坐办公室工作的人越来越多，经常有人反映工作久了，身心疲惫，睡眠质量差，入睡困难，辗转反侧，时间一长还出现颈肩背部酸疼发紧甚至麻木，睡眠质量进一步降低。其实这种失眠往往是因为平时持续工作时间长，姿势不当，导致胸椎小关节紊乱，身体又得不到足够的锻炼和放松，影响了交感神经，从而造成了失眠。

程女士，54 岁，年轻时从事会计工作，常年伏案工作，十几年前开始出现了失眠症状，入睡困难。有时明明很困，眼皮沉重，但就是睡不着，勉强入睡后总是一两个小时就醒，睡眠质量很差，醒后总感觉颈肩部和后背酸痛发紧，背后像背了重物一样，工作生活都受到了很大影响，四处求医，始终没有得到有效的治疗。这种情况其实正是因为胸椎小关节紊乱引发的交感神经症状，使患者睡眠质量变差，长期处于身心劳累的状态。身体集中力、反应力、免疫力等下降，长时间还可导致烦躁、抑郁等情绪上的失调。

葛大夫教您治疗:

11 拍打治疗手法

步骤一

　　拍打背后三条线，可由他人持拍，或双手持拍，越过头顶至背后，按照先中间后两边的顺序从上到下拍打背后三条线，力度由轻渐重，拍打5～10分钟，以背后肌肉感觉放松为度。可以重点拍打脊柱暗脉，因为胸椎小关节紊乱的症状多半起自脊柱暗脉附近。

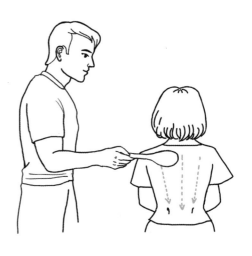

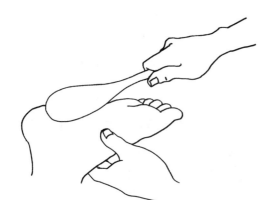

步骤二

　　拍打手心脚心，各拍打5分钟，待手心脚心发热后再换另一边，促进末梢血液循环。

2 捏筋辅助手法

步骤一

点揉颈后三脉。用双侧拇指同时顺次点揉按压两侧颈后上、中、下脉，力度不宜过大，三脉各捏揉 100 下，其中颈后上脉位于枕骨神经孔，在治疗失眠中是非常重要的脉位，可适当加大力度点揉，不要超过自身承受程度，感到酸胀痛即可，有轻度向头部放射过电感为佳。

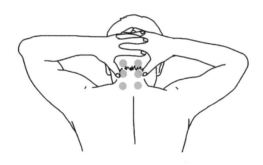

步骤二

点揉、刮搓头面部脉位。用拇指点揉双侧太阳脉，力度适中，点揉 100 下。然后点揉眼周脉位，力度不宜过重，以酸胀痛感为度，揉 10 分钟左右，按摩部位发热为宜。

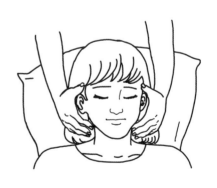

以上疗法每天晚上临睡前做即可。

葛大夫教您拍打操:

❶ 冒顶式：拍打背后三条线，同时舒展颈肩背肌肉。

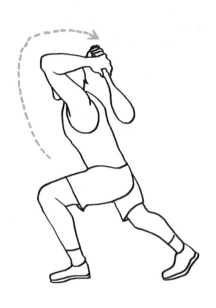

❷ 冲天炮第一及第二式、穿心炮式、雕手式、小冲天炮式：拍打上肢四面。

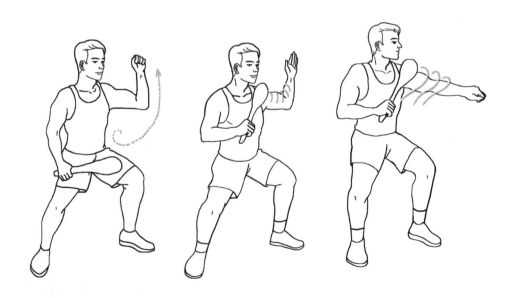

❸　扛鼎式、盘肘式、落地雷式、扶膝第三式：拍打下肢四面。

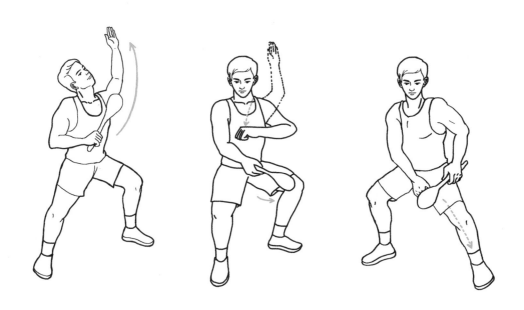

以上拍打操在拍打同时，对身体各部肌肉有伸展放松的作用，促进全身血液循环，有助于失眠的治疗。

患者体会：

　　失眠困扰了我十几年，四处看病也没什么效果，我都没什么信心了。学了葛大夫教的治法，自己试着做了一次治疗后就感觉精神比以前好了一些，眼皮也没那么困重了，颈肩后背的酸痛也有所好转，背后也不发沉了，坚持了十天左右，有一天拍打的时候突然觉得背后有个点松动了一下，之后疼痛就有了明显好转，睡眠也开始改善，晚上能正常入睡了，可以持续睡 4 ～ 5 小时，比以前有了显著好转，到现在坚持了小半年，睡眠已经基本正常，背后也完全不发紧发疼了。

> **葛大夫小提示：**
>
> ❶　失眠的患者，往往血液循环不好，自己在家的时候可以用手掌快速搓手心脚心，立掌在溪穴的位置搓，以手心脚心有发烫感为宜，一次搓10秒左右即可，增进末梢循环，可以促进失眠的缓解。
>
> ❷　日常起居注意作息规律，工作中应适当抽时间做做活动，最好能每小时活动一下，一两分钟就够了，另外扩胸运动是预防胸椎小关节紊乱很有效的动作，可以在放松的时候重点做，条件允许的情况下，适当进行户外运动，也可预防和改善失眠。
>
> ❸　胸椎小关节紊乱的患者，照片子往往是看不出明显异常的。

五、颈肩背痛＋胳膊酸麻（神经根型颈椎病）

相信很多人都有过睡觉醒来手麻的经历，一般都会认为是睡觉时压着手臂造成的。如果这种情况经常发生，我们就应该警惕是否是神经根型颈椎病引起的。随着年龄的增长，我们的颈椎也伴随着各种劳损和退变，比如骨刺、椎间隙狭窄等，有些退变就会引起神经根受压迫，从而引起神经根型颈椎病。

张女士，32 岁，前一段时间开始偶尔觉得脖子发紧，右臂酸痛，右手有点发木的感觉，但并不严重，工作比较忙，就没太注意。三个月前，觉得右臂酸痛得厉害，有时候甚至使不上劲，右手无名指和小指指尖也有些发木，张女士吓坏了，担心自己瘫痪。其实这是神经根型颈椎病，常见症状为颈部酸痛、紧张伴上肢放射状痛、指尖麻木等。

葛大夫教您治疗：

11 拍打治疗手法

步骤一

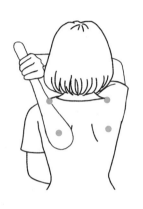

　　拍打双侧颈肩部，可重点拍打肩井脉、肩胛暗脉，反复拍打 5 分钟左右，会感觉到颈肩部放松、胳膊或指尖发热、麻木感减轻。

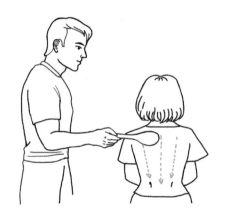

步骤二

　　拍打背后三条线，按照先中间后两边的顺序，自上至下拍打，拍打 5～10 分钟，拍打 200～400 下，背部肌肉感到放松即可。

步骤三

　　拍打酸痛一侧的上肢四面，从肩部拍打至手掌，力度要由轻渐重，肘桡三脉和掌心要重点拍，拍打 10 分钟左右就够了，感觉手臂肌肉放松，整个胳膊包括掌心微微发热就可以了。

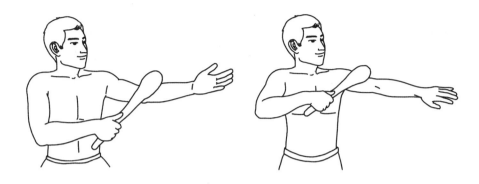

2 捏筋辅助手法

步骤一

用拇指点揉颈后三脉，力度可以稍重，以感觉酸胀为度。

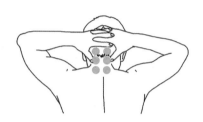

步骤二

用中指点揉、点拨酸痛一侧的肩井脉、肩胛暗脉、血海根脉、肘桡三脉、肘尺三脉，力度稍轻，每个脉位点揉或点拨50下左右，其中血海根脉、肘尺三脉重点点拨，点拨时应感觉有过电感向手掌方向放射。

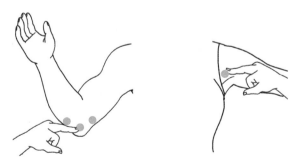

以上疗法每天早晚各做一次即可。

葛大夫教您拍打操：

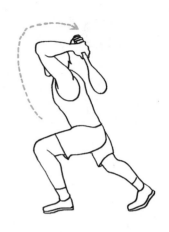

❶　冒顶式：拍打背后三条线，同时舒展颈肩背肌肉。

❷　冲天炮第一及第二式、穿心炮式、雕手式、小冲天炮式：拍打上肢四面，促进患肢血液循环。

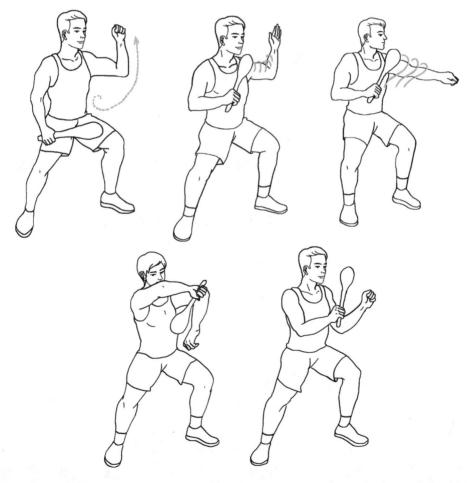

患者体会：

很担心会不会瘫痪，手一麻起来指尖几乎没知觉，脖子也酸疼发紧，不能碰，一碰更疼，还连带着右胳膊疼，疼起来什么事也做不了。学习了葛大夫的拍打疗法后，在家里每天早晚拍两次，每次都拍得胳膊发热，才觉得舒服，坚持了两个月到现在，胳膊不怎么麻了，脖子松快了不少，我心里也不那么害怕了。

葛大夫小提示：

❶　如果条件允许的话，最好能去医院照个核磁共振，看看是不是髓型颈椎病，如果是髓型颈椎病，就不是自己在家能治的了。

❷　长时间对着电脑或伏案低头时，最好经常抽出一两分钟放松放松，活动活动脖子，转动转动胳膊，工作中也得常想着让自己的脖子肩膀后背多活动活动，不能老一个姿势待着不动。

❸　神经根型颈椎病不会导致瘫痪，在心理上不要给自己增加负担。

❹　神经根型颈椎病照X光片往往有骨刺、椎间隙狭窄等退变性特征，不同于颈神经根炎，颈神经根炎发病急骤，照片子不一定有明显异常。

六、颈背痛 + 脖子转不动（落枕）

几乎每个人都有过落枕的经历，早上一觉醒来觉得脖子和后背僵硬得不行，脖子转不动，一转就疼，严重时候连仰头低头都不行，这就是我们常说的落枕，其实就是颈部的一系列肌肉急性痉挛，肌筋强硬，气血不畅，导致活动不利。

章先生，25 岁，有一天早晨起床后发现脖子和后背很不得劲，脖子和后背都酸痛、发紧，僵硬得跟铁板似的，脖子不敢动，一动就疼得厉害，用手碰也不行，碰哪哪疼，这就是落枕了，因睡眠时颈背部被风寒侵袭，故又有"落枕风"之称。表现为起床后即感颈部酸痛，强硬不适，颈部俯仰转动不能自如，为急性颈部肌肉痉挛所引起。

葛大夫教您治疗：

1 拍打治疗手法

步骤一

拍打双侧颈肩部，可重点拍打颈肩脉、肩胛暗脉，拍打5分钟左右，感觉肩背部肌肉不紧绷了即可。

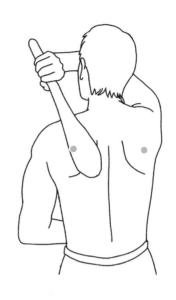

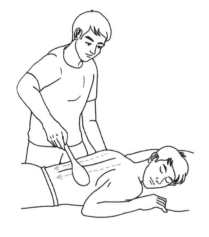

步骤二

拍打背后三条线，按先中间后两边的顺序，自上至下拍打，拍打5～10分钟，彻底放松背部肌肉，以背部肌肉不发紧为度。

2 捏筋辅助手法

步骤一

用拇指点揉颈后三脉，力度一定要轻，疼痛不能超过忍受限度，每个脉位轻按100下，按颈后下脉的时候可以轻轻地小幅度左右转动脖子。

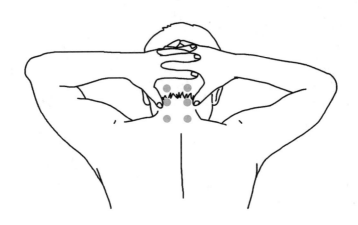

步骤二

　　用拇指或中指点揉、点拨双侧肩井脉、肩胛暗脉，肩胛暗脉点揉时可以稍用些力，点住时可以左右活动脖子，循序渐进，不要用力过猛，大约 5 分钟，脖子会有松快的感觉，也能左右转动了。

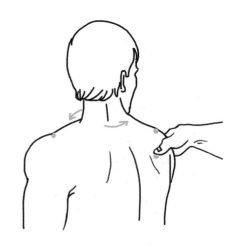

　　如果有条件，可以让家人帮忙用提法复位胸椎，会有显著疗效。以上疗法早上做一次即可。

葛大夫教您拍打操:

冒顶式:拍打背后三条线,舒展颈肩背肌肉。

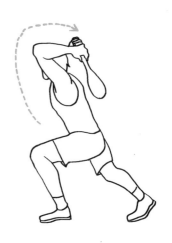

患者体会:

睡前一点事也没有,第二天醒来脖子和后背可难受了,酸疼得不得了,脖子转不动,抬头低头也不行,还不能碰,一碰疼得更厉害,感觉筋全扭到一块了。学了葛大夫教的拍打疗法,自己进行拍打,放松肌肉,才三天就感觉好多了,背后肌肉松快了,脖子也能转了。

葛大夫小提示:

❶ 这个落枕呢,很多时候和睡觉用的枕头有关,枕头一定要选择适合自己的,高低和软硬都不能太过,躺着的时候觉得脖子是放松的状态就是最好。

❷ 落枕以后不要受凉,受了凉很容易让脖子更疼更僵硬,注意保暖,疼的时候就点一点肩胛暗脉,活动活动脖子,有个一两天就没事了。

七、肩膀疼 + 不能活动（肩周炎）

肩周炎，俗称"五十肩"，是最常见的肩关节疾病，常见于中老年人，多发于 50 岁左右，因此得"五十肩"之名。很多患者问过同样的问题："这五十肩，五十岁得，怎么我都 60 多岁了，还会得上啊？"其实，五十肩是指 50 岁左右的时候开始患病，有 40 多岁就发病的，六七十岁、七八十岁的患上肩周炎也很常见，多因外伤或者受风受凉引起，起初只是疼痛，时间久了肌肉粘连了，就会造成肩关节活动功能障碍，连穿衣、吃饭、刷牙、梳头等都会受到不同程度的影响。

胡老太，67 岁，每天在操场上进行晨练。有一天双手扶着双杠锻炼的时候有人和她打招呼，她猛地回了一下头，就觉得肩膀像过电似的，当时也没有别的感觉，回家后觉得肩膀有些别扭，以为是锻炼时累着了，多休息几天就能好，但接下来的三四个月里肩膀越来越疼，到了晚上更严重，疼得睡不着，而且肩膀怕冷，在屋里都觉得有风吹着似的，渐渐地抬都抬不起来，一活动就疼得更厉害了。这就是典型的肩周炎，急性挫伤或牵拉后没做适当的治疗，长期积累成冻结肩，活动严重受限。

葛大夫教您治疗：

　拍打治疗手法

步骤一

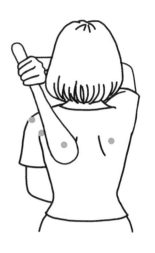

拍打疼痛的患侧颈肩部，重点拍打肩胛暗脉、抬举脉、肩头脉、肩贞脉这四个脉位，反复拍打，力度可以稍重，能感觉肩膀处肌肉开始放松，并微微发热最好。

步骤二

拍打疼痛一侧的上肢四面，反复从肩部开始拍打到手掌，力度由轻渐重，疼痛处周围稍用力拍打，拍打10分钟左右即可。

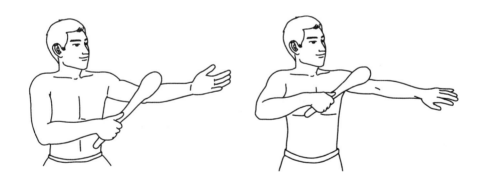

拍打疗法每天早晚各做一次即可。

2 捏筋辅助手法

步骤一 引伸三式

前屈引伸法：将疼痛的患侧胳膊紧贴胸口，手搭在另一边肩膀上，用健侧手托住肘尖向上抬，抬举过程中患侧胳膊仍然要保持紧贴胸口，引伸过程中会有疼痛感，以自身能承受为限。

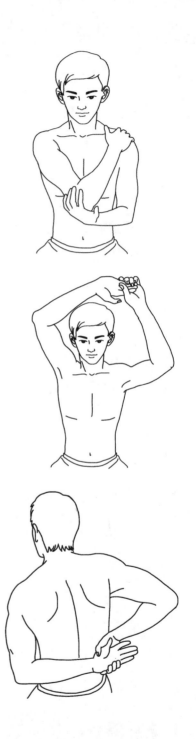

抬举引伸法：将疼痛的患侧胳膊向前上方或正上方抬举，动作如同挥臂喊口号，活动困难的患者可以用另一只胳膊握住患侧的手腕帮助向上引伸。

后背引伸法：将疼痛的患侧胳膊反背在背后，小臂继续向上引伸，引伸过程中始终要保持胳膊紧贴背部，活动困难的患者可以用另一只手在背后握住患侧手腕帮助向上引伸。

引伸三式过程中疼痛属于正常现象，引伸过程即是将肩部肌肉粘连松解的过程，所以在可承受范围内应尽量忍耐。

步骤二

平时休息的时候，可以用拇指点揉抬举脉、肩头脉、肩贞脉、肩胛暗脉，以有酸痛的感觉为度。这四个脉位，对于预防和治疗肩周炎都大有好处。还可以在点按脉位的同时试着活动肩膀，更加有助于肩部功能的恢复。

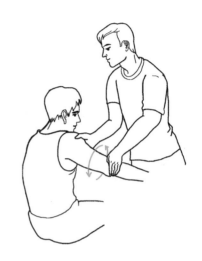

辅助治疗手法每天一到两次即可，闲暇时也可适度进行。

葛大夫教您拍打操：

冲天炮第一及第二式、穿心炮式、雕手式、小冲天炮式：拍打上肢四面，促进恢复，增大肩关节活动度。

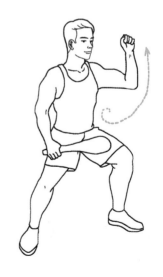

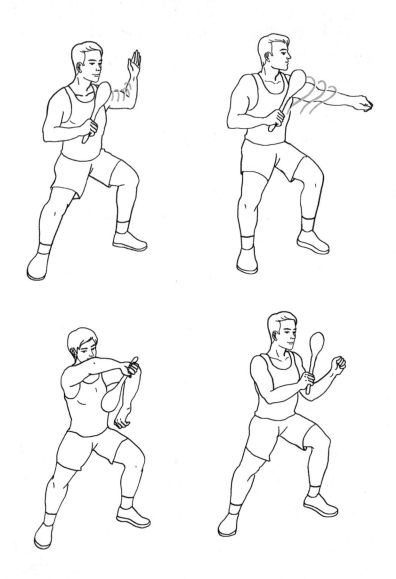

患者体会：

当时就是回头回猛了，肩膀也只是很轻微地不舒服，一点都没在意，没想过是肩周炎，以为就是累着了，养养就好，没想到过了一段时间疼得越来越厉害，连动都动不了了。用葛大夫教的拍打疗法天天在家没事就自己拍打活动，刚开始拍根本抬不起胳膊，坚持练了几天以后反而越来越疼了，去医院找葛大夫咨询了一下才知道，急性期刚开始锻炼的时候活动和拍打都过量过重，所以会有症状加重的现象。但葛大夫说不要紧，继续坚持拍打疗法并配合锻炼，就会一天比一天轻松，疼痛也会逐渐消失。后来我练了一个半月，感觉胳膊基本能正常活动了，疼痛也轻了很多，又去了医院咨询葛大夫，葛大夫告诉我，病好了以后也要抽时间适当锻炼，防止反复。之后我又坚持每天拍打锻炼，坚持到现在有三四个月了，肩膀已经完全不疼了，活动也灵便自如了，而且通过锻炼，感觉胳膊比以前结实有劲了。

葛大夫小提示：

❶　肩周炎越养着粘连越厉害，活动受限也越严重，所以一定要忍着疼痛积极地活动，按照我教的拍打操招式来做，每天拍打一次或者隔天拍打一次，会取得不错的效果。

❷　肩周炎的治疗以引伸三式最为重要，也可以配合爬墙等辅助锻炼，但一定要每天坚持锻炼。每天拍打患病的上肢，一到两个月基本上就能痊愈，另外还会强壮身体。

八、肩膀疼（肩峰下滑囊炎）

肩关节是我们身体上最重要的关节之一。在平时的各种动作中，肩关节所承受的劳损也最多。肩峰下滑囊在肩关节的活动中起到非常重要的作用，同时也非常容易被外伤、劳损及退变所影响从而产生炎症，此病多为长期伏案工作或者打牌等长时间架着胳膊、做俯卧撑锻炼过量、双上肢持久用力下撑等行为所引起。

李小弟，20岁，平时喜欢玩电脑，经常趴在电脑桌前一玩就是半天。三个月前，发现自己肩膀上方的肩峰处开始疼痛，疼起来胳膊都不敢动，越动越疼，只能缩着胳膊待着。有朋友说这是肩周炎，可是贴膏药吃口服药都试过了也没什么效果，晚上疼得厉害了还要吃止疼片才能睡着。这实际上就是肩峰下滑囊炎，肩峰下滑囊炎的痛点很集中，病人讲述的症状和肩周炎类似，肩周炎因为有粘连，所以活动会受限，而肩峰下滑囊炎不影响活动功能，只是活动会疼痛，所以经常被当做肩周炎治疗，却又往往没有效果。

葛大夫教您治疗：

1 拍打治疗手法

步骤一

　　拍打疼痛一侧的颈肩部，重点拍打肩井脉、肩头脉，拍打 5 分钟，约 200 下，会感觉到肩膀处疼痛减轻，微微发热。

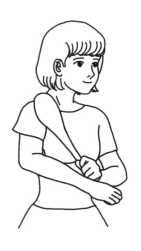

步骤二

　　拍打患侧上肢四面，从肩部拍打至手掌，力度由轻渐重，肩关节周围范围可重拍，拍打 10 分钟。

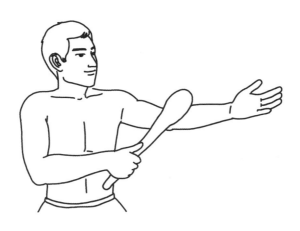

2　捏筋辅助手法

步骤一

　　用手点揉疼痛的患侧肩井脉、肩头脉，力度稍轻，感觉脉位酸痛就行，每个脉位点揉50下左右。

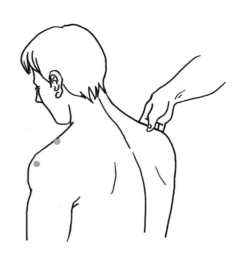

步骤二

　　用中指点压住患侧的疼痛点，活动肩膀，活动幅度从小到大，反复活动疼痛会有明显减轻。

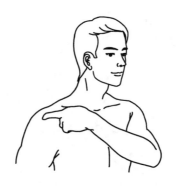

以上手法每天早晚做两次即可。

葛大夫教您拍打操：

　　冲天炮第一及第二式、穿心炮式、雕手式、小冲天炮式：拍打上肢四面，促进恢复，增大肩关节活动度。

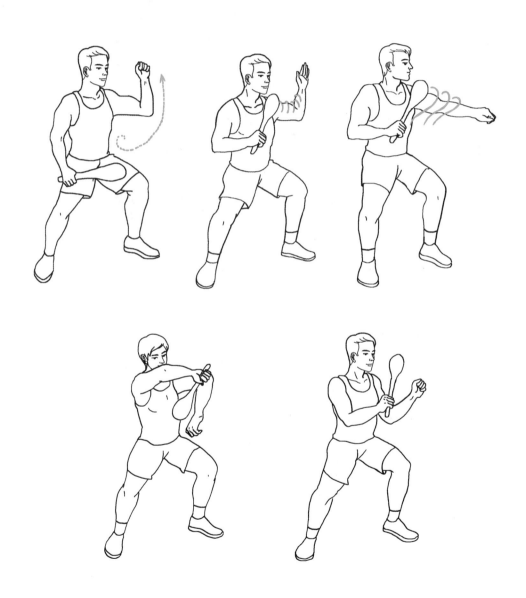

患者体会：

平时喜欢玩电脑，一玩就很久，有时候胳膊在桌上架久了会有点不舒服，不过休息一会就好了，这回疼起来特别厉害，胳膊都不敢抬，晚上睡觉完全不能向患侧侧卧，睡不了觉，只有缩着胳膊能好点。向葛大夫咨询后才知道一般肩周炎都是五十岁左右才会患上，我才二十多岁，不太可能得肩周炎，除非有明显的外伤，如骨折后可能导致肩关节粘连，形成外伤性肩周炎，我是因为疲劳导致的慢性损伤，痛点也非常集中，并不是肩周炎。学了葛大夫的拍打操以后，每天忍着疼痛坚持拍打两遍，自己治疗了十来天，开始觉得疼痛缓解一些，以后还会坚持拍打下去的，也会多加注意保护自己的肩膀。

葛大夫小提示：

❶ 肩峰下滑囊炎最常见的病因就是外伤，运动的时候一定要适度。另外，肩峰下滑囊炎和冈上肌肌腱炎都有可能引起肩周炎，如果是老年人，关节本身有退变，容易演变成肩周炎；而年轻人关节面光滑，不易发生粘连从而形成肩周炎。

❷ 本病可反复发作，治疗痊愈后锻炼也要适度，以免复发。反复发作会造成肩峰下滑囊的纤维化和钙化，使病情恶化，造成类似于冻结肩的症状，肩关节抬举功能受限，且很难治愈。

九、肩背痛（冈上肌肌腱炎）

肩负重担往往体现一个人的能力和责任感，但其背后一定伴随着劳累和压力。对于身体来说也是如此，肩膀上如果总受压力太大，很容易带来一系列肩部的劳损、炎症。冈上肌肌腱炎便是一种典型的体力活动导致的肩部损伤，多为运动型损伤，比如打网球、篮球，或健身过度用力等所引起。与痛点集中的肩峰下滑囊炎不同，冈上肌肌腱炎的主要痛点在肩胛骨上缘，即针灸穴位中所说的肩井穴处，而且主要痛点周围还会有分散的其他痛点。

李阿姨，53岁，年轻时身体好，经常打篮球，现在退休在家又整天忙于家务。上个月开始出现肩膀疼痛，以肩膀后面为主，而且有明显的压痛，有时疼痛还窜到颈、肩处，胳膊外展的时候疼痛会加重，外展活动也受限，还开始怕受凉，一凉疼得更厉害。这就是冈上肌肌腱炎，多由长期运动或体力劳动使冈上肌腱受到研磨、挤压，慢性劳损而引发炎症。

葛大夫教您治疗:

1 拍打治疗手法

步骤一

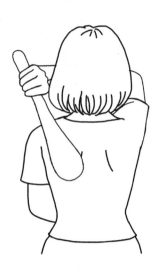

拍打疼痛一侧的颈肩部,可重点拍打肩井脉、抬举脉、肩头脉、肩胛暗脉,每个脉位拍打 5 分钟左右,会感觉到肩部肌肉放松。

步骤二

拍打患侧上肢四面,从肩膀拍打到手掌,力度由轻渐重,肩关节周围疼痛的范围可稍微重拍,拍打 10 分钟。

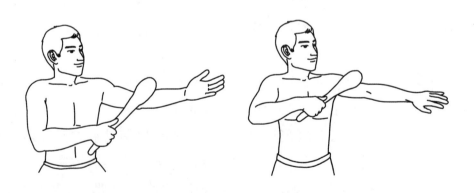

2 捏筋辅助手法

步骤一

用中指用力点压冈上肌的痛点，以疼痛能承受为度，点压 5 分钟左右即可。

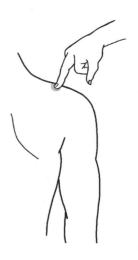

步骤二

点揉疼痛一侧的肩井脉、肩头脉、肩胛暗脉，力度不要太大，脉位酸胀为度，每个脉位 50 下左右。

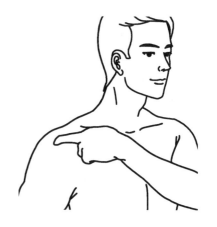

步骤三

分别点住抬举脉、肩头脉、肩贞脉时慢慢地活动肩膀，用力不要过猛，活动幅度从小到大，恢复肩关节活动功能。

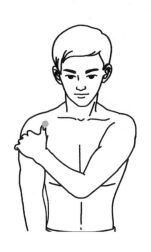

以上手法每天早晚做两次即可。

葛大夫教您拍打操:

冲天炮第一及第二式、穿心炮式、雕手式、小冲天炮式:拍打上肢四面,促进恢复,增大肩关节活动度。

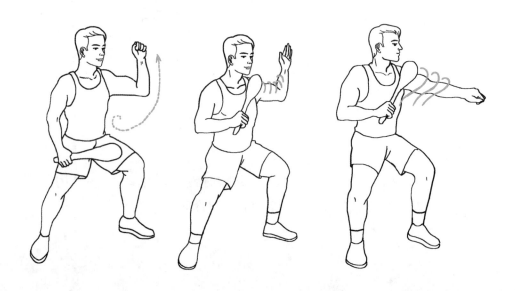

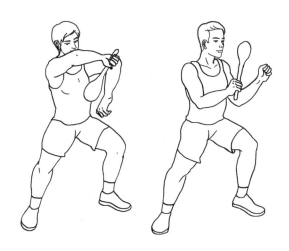

患者体会:

　　年轻时候老打球,肩膀经常会疼,不过都是歇一阵子就好了,这回疼起来没完没了,有时候还往脖子上窜,胳膊往外展的时候会更疼。学了葛大夫教的拍打操以后,每天自己拍打治疗,点压痛点,活动肩关节,一开始并没有太明显的疗效,平时还是不太敢动肩膀,坚持做了三周多,有一天拿高处东西的时候突然发现肩膀的疼痛好多了。以后我还会继续坚持做下去的。

葛大夫小提示:

❶　冈上肌肌腱炎要与肱二头肌肌腱炎和肩周炎区分清楚,冈上肌肌腱炎的特点是痛点不集中,在肩胛上缘痛点周围也有分散的痛点,而且活动受限的时候只有胳膊往外展的时候展不动,并且伸展角度大约在60°到120°这个范围里才会明显疼痛,出了这个范围或是做其他动作的时候没什么事。

❷　冈上肌腱炎一定要注意保暖,不然会让炎症加重。

十、肩膀尖疼（肱二头肌长头肌腱炎）

大家都知道肩周炎又叫五十肩，基本见于 40 岁以上的中老年人发病，所以很多时候会很奇怪为什么有些年轻人也会肩膀疼。实际上年轻人肩膀疼痛往往是肱二头肌长头肌腱炎引起的，它和肩周炎都可以因长期劳累慢性劳损所致，最主要的区别是肩周炎会使肩关节周围软组织粘连，造成各方向活动受限，重者连肘关节都受限；而肱二头肌长头肌腱炎是肱二头肌腱发炎、粘连，肩膀尖会有压痛感，活动时会有僵滞感，但不会有明显受限，并且多由外伤劳损引起。

高某，女，27 岁，三周前单位组织羽毛球比赛，打完之后觉得肩膀外侧的肩膀尖开始疼，不敢碰，活动也不那么灵便了，动起来更疼，休息了两三天也没有好转，疼起来连电脑都用不了，严重影响了工作和生活。这就是典型的肱二头肌长头肌腱炎，往往由明确的外伤劳损导致，多为年轻人运动型损伤，网球、羽毛球、乒乓球等运动更易造成肱二头肌长头肌腱炎。

葛大夫教您治疗：

1 拍打治疗手法

步骤一

　　拍打颈肩部，重点拍打抬举脉、肩头脉、肩贞脉，各拍打 5 分钟，约 200 下。

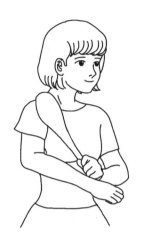

步骤二

　　拍打患侧上肢四面，从肩部拍打至手掌，力度由轻渐重，肩关节周围范围可重拍，拍打 10 分钟。

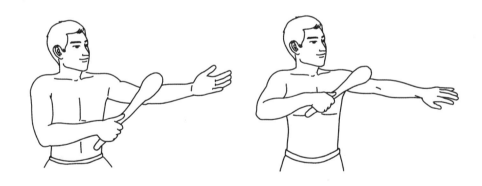

2 捏筋辅助手法

步骤一

　　用拇指点揉抬举脉、肩头脉、肩贞脉，各 100 下。

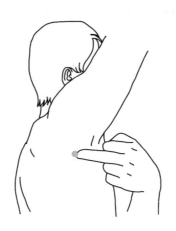

步骤二

　　重点点住患侧肱二头肌长头腱的起点，即疼痛最集中的点，用力点住后边，活动肩关节，先摆动后转动，点压力度以疼痛能承受为度，反复数遍即可。

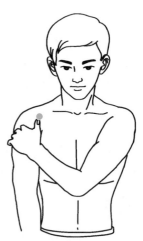

以上治疗手法每天早晚各做一次即可。

葛大夫教您拍打操：

　　冲天炮第一及第二式、穿心炮式、雕手式、小冲天炮式：拍打上肢四面，促进炎症的吸收恢复，解除粘连。

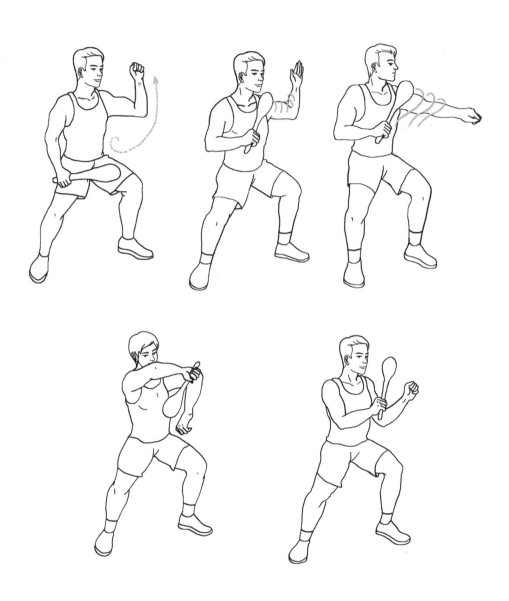

患者体会：

我已好久都没打过羽毛球了，那天单位比赛，赛前的热身也比较随便，打完就觉得肩膀开始酸疼，没想到休息了以后没缓解反而更重了，胳膊能活动，但有点发紧，一动肩膀尖那里就疼。试过热敷，也就能缓解一小会儿，疼起来电脑都用不了。照着葛大夫教的方法自己在家拍打，拍打了大约五六天吧，感觉疼痛只是稍稍缓解，但是动起来胳膊不那么发紧了，到现在拍打两周多了，疼痛缓解了不少，但动作一大还是会疼痛，找葛大夫咨询了下，葛大夫说年轻人过度运动以后很容易引起肱二头肌长头肌腱炎，我还年轻，不用担心肩周炎，但是这种肌腱炎好得慢，继续坚持下去才能痊愈。

葛大夫小提示：

❶　尽量避免过度劳动上肢，搬重物过多、时间过久都会导致肱二头肌长头肌腱血肿，继而发炎粘连。

❷　打球等体育锻炼时一定要先充分做好热身活动，或者刚开始打球的时候不要太用力，等活动开了以后再加大力度，以避免损伤肱二头肌肌腱。

十一、胳膊酸疼（肱二头肌拉伤）

现代人生活节奏越来越快，往往疏于户外活动与锻炼，于是健身房的生意开始蒸蒸日上，各种器械训练占据人们锻炼内容的大部分比例。与此同时，缺乏指导，训练计划不够科学等因素造成运动损伤越来越多见，肱二头肌拉伤应该是其中最常见之一，我们俗称为"胳膊抻了"。

张某，男，31 岁，平时喜欢去健身房锻炼，上周去锻炼的时候，想给自己加大点训练强度，于是多加了两组哑铃训练。第二天早晨开始觉得胳膊酸痛，手臂伸直时酸痛会加重，用手指按压也会加强酸痛感。这就是最为常见的肱二头肌拉伤，多由运动过度，锻炼强度过大而导致，主要表现为上臂酸痛，伸长手臂时痛感加重。

葛大夫教您治疗:

1 拍打治疗手法

步骤一

　　拍打肱二头肌及周围，由周围向中间拍打，重点拍打肘窝、肩臂处等肌腱附着处，各拍打5分钟，约200下。

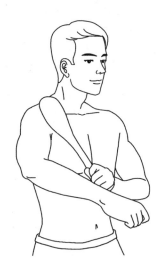

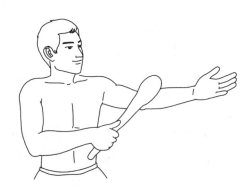

步骤二

　　拍打患侧上肢四面，从肩部拍打至手掌，力度由轻渐重，肩关节周围范围可重拍，拍打10分钟。

2 捏筋辅助手法

步骤一

　　用手掌以垂直于肌肉的角度拿揉肱二头肌，力度可由轻渐重，约100下。

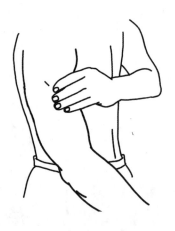

步骤二

　　用拇指或中指点住疼痛点，力度以疼痛能承受为度，然后疼痛的患侧胳膊做屈伸运动或转动肘部，边点揉边活动，反复数遍即可。

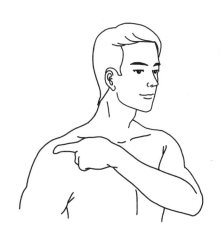

以上疗法每天早晚各做一次即可。

葛大夫教您拍打操：

　　冲天炮第一及第二式、穿心炮式、雕手式、小冲天炮式：拍打上肢四面，肱二头肌可重拍，促进痉挛恢复。

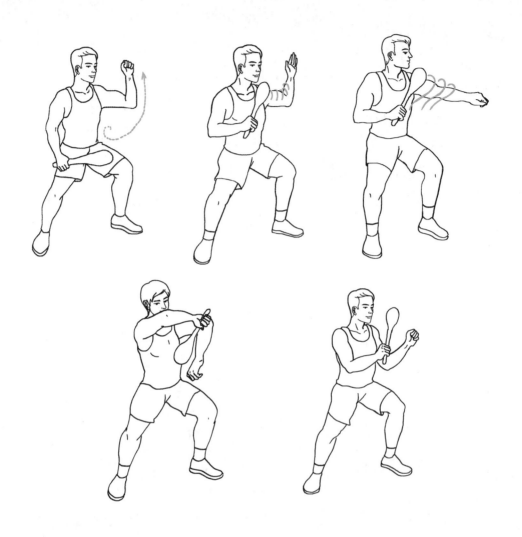

患者体会:

　　原来也不是没有过肌肉拉伤，一般都得四五天才能不疼，这次疼得比较厉害，用葛大夫教的拍打疗法自己早晚各拍打了一遍，第二天疼痛加重了，葛大夫告诉我再坚持做几天，第三天开始疼痛减轻了很多，第四天就彻底没事了。

葛大夫小提示：

① 锻炼一定要适量，且锻炼前一定要做好准备活动，不然非常容易造成肌肉拉伤，重者还可造成肌肉断裂。

② 急性拉伤出现肿胀甚至皮下出血者，可以配合冰敷及膏药敷贴。

③ 肱二头肌拉伤久治不愈的话也会转变为肱二头肌长头肌腱炎甚至肩周炎，多见于40岁以上的患者，所以要根据自己年龄、体能来适量运动。

十二、胳膊肘外侧疼（网球肘）

我们常用"肩不能扛，手不能提"形容一个人孱弱，干不了活。而在骨伤科疾病里，这却刚好是肩峰下滑囊炎和网球肘的症状特点。网球肘，相信大家都很熟悉，一般都是因为反复用力抓握或提举重物而导致的劳损发炎。一般表现为胳膊肘外侧酸痛，有时会向上或向下放射，用力握或者提重的东西时疼痛会加重，长期打网球、高尔夫球也容易患此病，因此得名。

严某，女，52岁，平时经常去菜市场买菜，每次都提很重的菜回家，半个月前开始出现胳膊肘外侧酸疼，提握东西、拧毛巾都会让疼痛加重，使不上劲。胳膊肘外侧有压痛点，一碰就疼。这就是我们说的网球肘，医学上学名叫肱骨外上髁炎，前臂伸肌腱过度使用引起肌腱变性、痉挛、发炎，产生疼痛，肱骨外上髁处有压痛点，前臂旋转时疼痛加剧。

葛大夫教您治疗

11　拍打治疗手法

步骤一

　　拍打肘部痛点及周围，肘窝可重拍，拍打 5 分钟，约 200 下。

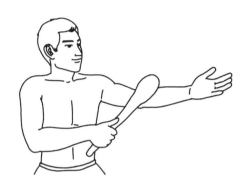

步骤二

　　拍打患侧上肢四面，从肩部拍打至手掌，力度由轻渐重，拍打 10 分钟。

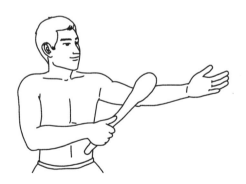 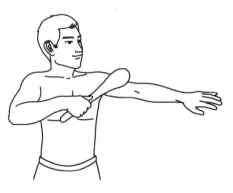

2 捏筋辅助手法

步骤一

用拇指点揉、点拨痛点，力度可由轻渐重，约 100 下。

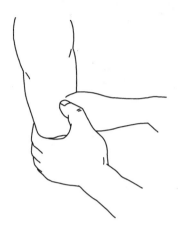

步骤二

用掌根搓揉痛点，以酸痛感可以承受为度，约 100 下，缓解局部肌肉痉挛。

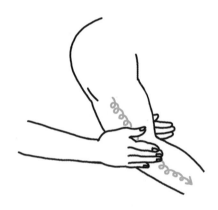

步骤三

当局部肌肉得到一定的放松以后，用拇指点揉患侧肘桡三脉，力度可由轻渐重，各 100 下。

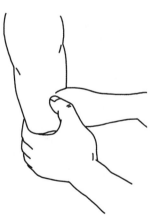

以上疗法每天晚上临睡前做即可。

葛大夫教您拍打操:

　　冲天炮第一及第二式、穿心炮式、雕手式、小冲天炮式:拍打上肢四面,肘窝及痛点可重拍,促进炎症恢复。

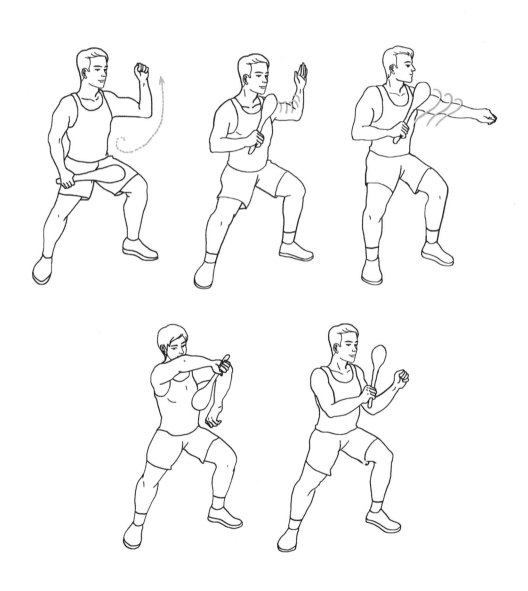

患者体会：

总听人说起网球肘这病，没想到自己也得上了，疼起来是真难受，买菜提回家都费劲，做饭端锅甚至拧门把手都疼，特耽误干活。好在学了葛大夫教的自我拍打疗法，在家看电视的时候顺便就自己拍打拍打，加上点揉，治疗了一个多星期，疼痛总算减轻了，也能干些活了，还真管用。

葛大夫小提示：

❶ 如疼痛剧烈久治不愈者，可考虑打封闭治疗，但一般不推荐，封闭针会造成局部组织纤维化。

❷ 可适当热敷促进局部恢复。

❸ 提、端重物不要过度，容易损伤前臂伸肌腱形成网球肘，另外，进行网球、高尔夫球运动时一定要注意正确姿势。

❹ 网球肘的痛点并不是唯一的，痛点在肱桡肌起止点处的预后较好，一般一段时间治疗后即可好转；如果痛点在尺骨鹰嘴和外上髁之间处的患者，治疗起来病程会很长，有时可能持续几个月甚至半年。

十三、胳膊肘内侧疼（肱骨内上髁炎）

肘部在上肢运动的时候起到至关重要的作用，也时常会面临劳损，比如我们熟知的网球肘——肱骨外上髁炎，还有肱骨内上髁炎，俗称"矿工肘"或"高尔夫肘"。一般表现为胳膊肘内侧疼痛，有时会有轻度的肿胀，屈伸旋转、搬提重物的时候疼痛会加重。

谢某，女，37岁，长期伏案工作，两个月前突然出现胳膊肘内侧疼痛，有明显压痛点，提重物和握拳的时候疼痛会加剧，也不能做拧转的动作，会加重疼痛，使不上劲。这就是肱骨内上髁炎，多见于木工、矿工、长期伏案工作或是长期打牌的患者，因为肌腱长期过度牵拉劳损，肌纤维产生粘连，进一步刺激局部神经血管，产生痉挛、炎症。

葛大夫教您治疗:

1 拍打治疗手法

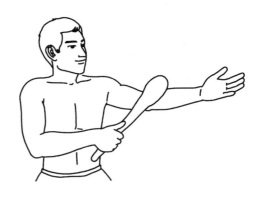

步骤一

拍打肘部内侧痛点及周围，肘窝可适当重拍，拍打 5 分钟，约 200 下。

步骤二

拍打患侧上肢四面，从肩部拍打至手掌，力度由轻渐重，拍打 10 分钟，促进患侧上肢血液循环。

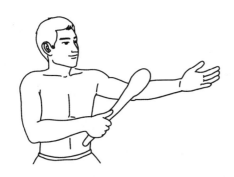
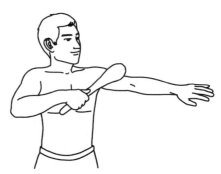

2 捏筋辅助手法

步骤一

用拇指或中指点揉、点拨痛点（即肱骨内上髁处），力度可由轻渐重，约 100 下。

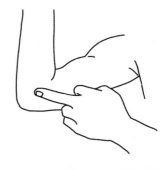

步骤二

拇指点揉患侧肘尺三脉，力度可由轻渐重，各100下。

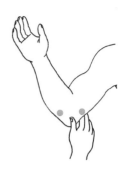

以上疗法每天早晚各一次即可。

葛大夫教您拍打操：

冲天炮第一及第二式、穿心炮式、雕手式、小冲天炮式：拍打上肢四面，肘窝及痛点可重拍，促进炎症恢复。

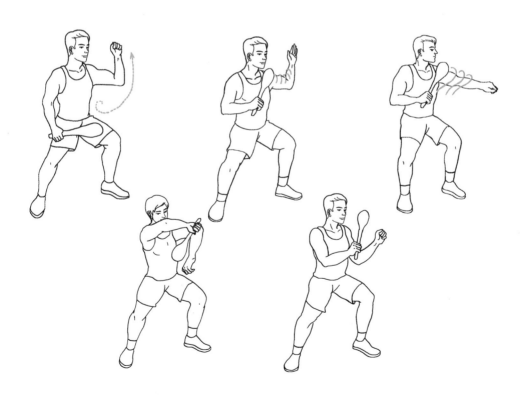

患者体会：

平时因为工作原因，长期都是伏案工作，有时候确实觉得胳膊肘内侧不舒服，不过没这么疼过，也就没多注意，这回疼起来拎东西都拎不了，攥拳头或者拧胳膊都会疼，而且一星期了也没见多大好转。学了葛大夫的自我拍打疗法以后，每天早晚都拍打捏揉一遍，大约五六天，疼痛就减轻了很多，拧转胳膊或者攥拳头也不疼了，去咨询葛大夫，葛大夫告诉我，即使病好了，也要继续坚持拍打锻炼，以免反复。

葛大夫小提示：

❶　长期伏案工作，尤其伏在垫玻璃板的桌子上，容易让肘部内侧受凉，产生炎症。

❷　运动时要注意使用正确姿势，运动损伤非常容易导致肱骨内上髁炎。

❸　提重物时不要一次提过重的东西，肌肉猛烈的牵拉劳损都会导致炎症。

❹　患病时一定要避免着凉，禁止用冷水洗澡，尤其妇女同志患病的较多，应禁止用凉水洗菜做饭，以免病情加重、反复。

十四、手腕疼（腕关节损伤）

　　腕关节是我们人体最复杂、使用最多的重要关节之一，所以腕关节承受的劳损也在其他关节之上，外伤或是长期积累的劳损，会导致局部肌肉痉挛，产生炎症。一般可见腕关节疼痛，有时候会有轻微的无力，关节活动会受一定的影响，活动起来疼痛会加剧。

　　越某，女，33岁，长期使用电脑，一个月前出现手腕酸疼发紧，活动起来不太利索，还有轻微的弹响，用电脑的时候手掌背屈，疼痛会加重，疼痛厉害时腕部还有轻微的肿胀感。这就是我们所说的腕关节损伤，多由长期的劳损牵拉使局部肌肉组织产生炎症，导致酸痛、活动不利，甚至局部感觉减退等一系列症状。

葛大夫教您治疗:

1 拍打治疗手法

步骤一

　　轻拍腕部疼痛处及周围，力度不宜过重，拍打 5 分钟，约 200 下。

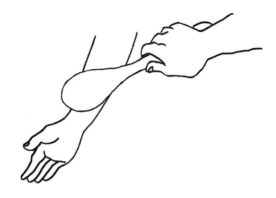

步骤二

　　拍拍打患侧上肢四面，从肩部拍打至手掌，力度由轻渐重，拍打 10 分钟，促进炎症恢复。

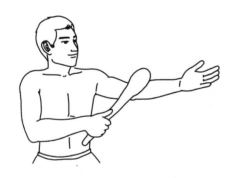
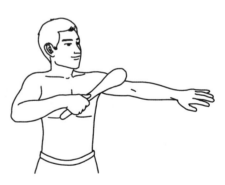

2 捏筋辅助手法

步骤一

　　点揉、拨揉腕关节疼痛处，舒缓痉挛的肌腱，解除炎症。

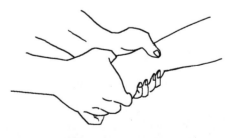

步骤二

　　用手捏住腕关节背侧和掌侧，活动手腕做环形运动，改善关节活动度，减轻炎症。

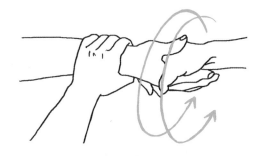

步骤三

　　用手指掐住位于左右两侧的腕侧双脉，活动手腕做环形运动，改善关节活动度。

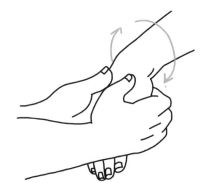

以上疗法每天一次即可。

葛大夫教您拍打操：

　　冲天炮第一及第二式、穿心炮式、雕手式、小冲天炮式：拍打上肢四面。

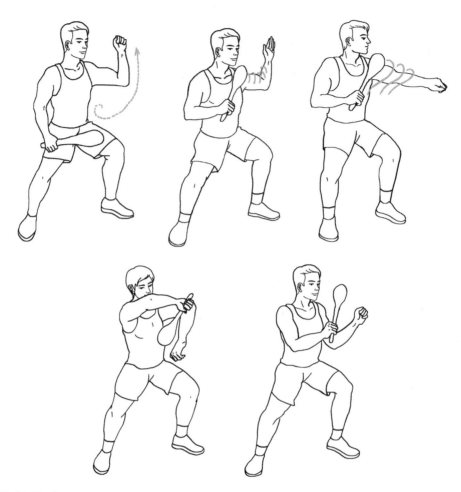

患者体会：

　　平时用电脑用得多了，手腕经常不舒服，这回真成个病了，疼得特别厉害，手掌都立不起来，手腕也肿了，非常难受。幸好咨询葛大夫的时候葛大夫教了我一个小偏方，我回家用棒子面里面倒上醋，用手抓成糊状敷在手腕上，第二天就觉得舒服多了，连着敷了几天，加上用葛大夫教的疗法自己拍打点揉，很快就好了，我现在工作时手腕不舒服了回家这么练一练或是敷一敷，再也没犯过。

葛大夫小提示:

❶ 工作生活中注意调节习惯,适当休息,不要长时间使用电脑键盘,否则会对腕部产生很大负担。

❷ 腕关节要适当活动,还要注意保暖。

❸ 腕关节在急性期肿胀严重者,可适当外敷消肿散,如果没有条件,可以用一些常用的膏药贴敷,或就地取材,比如把玉米面用醋或黄酒和成糊状,外敷于患处,每天一剂,三天后肿胀即可消失。

十五、拇指根疼（桡骨茎突狭窄性腱鞘炎）

　　我们的五根手指中，最重要的就是大拇指了，作为力量最大的手指，大多数的动作都必须依靠大拇指来完成，比如捏、抓、握、推等。出力大，自然受的劳损也多，很多时候，大拇指用力过度以后，拇指根部，手腕外侧会出现酸痛，时间久了，甚至发展到拇指一动就会疼，使不上劲。这种病在医学上我们称之为"桡骨茎突狭窄性腱鞘炎"，是一种常见的劳损，主要由于拇指或腕部频繁用力而导致桡骨茎突处拇短伸、长展肌腱与腱鞘摩擦而水肿、发炎。另外，手腕内侧与桡骨茎突处上下相对的地方为尺骨茎突，长期劳损也会产生炎症，称为尺骨茎突狭窄性腱鞘炎，症状和机理都与桡骨茎突狭窄性腱鞘炎相同。

　　季某，男，36岁，长期从事抄写工作，半年前开始觉得右手拇指根部，腕部外侧肌肉酸痛、发僵，拇指用力时疼痛加剧，有时候疼得厉害了拇指都不敢动，一动就疼，而且使不上力，连捏个东西都捏不起来。这就是桡骨茎突狭窄性腱鞘炎，长期的抄写工作导致局部肌腱和腱鞘过度摩擦，引起水肿、炎症，会出现局部疼痛、拇指活动度降低等症状。

葛大夫教您治疗:

1 拍打治疗手法

步骤一

轻拍腕部、掌根疼痛处及周围，掌心可重拍，力度不宜过重，拍打5分钟，约200下。

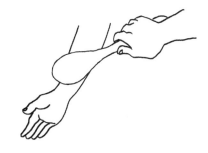

步骤二

拍打患侧上肢四面，从肩部拍打至手掌，力度由轻渐重，拍打10分钟，促进炎症恢复。

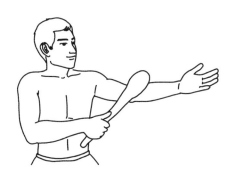 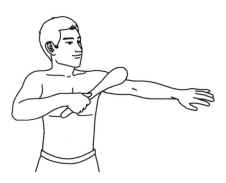

2 捏筋辅助手法

步骤一

用指节刮法刮拇指内侧肌腱，力度不宜过重，约5分钟。

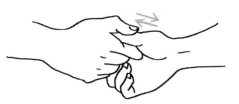

步骤二

按住腕侧双脉的外侧脉（如果是尺骨茎突狭窄性腱鞘炎按住内侧脉，环形活动手腕），伸展拇指并环形活动，约 5 分钟，缓解局部炎症，改善活动度。

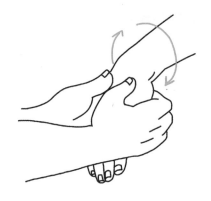

以上疗法每天闲暇时或工作结束后随时可进行。

葛大夫教您拍打操：

冲天炮第一及第二式、穿心炮式、雕手式、小冲天炮式：拍打上肢四面，腕关节部可稍重拍打，由轻渐重，改善上肢血液循环，促进炎症恢复。

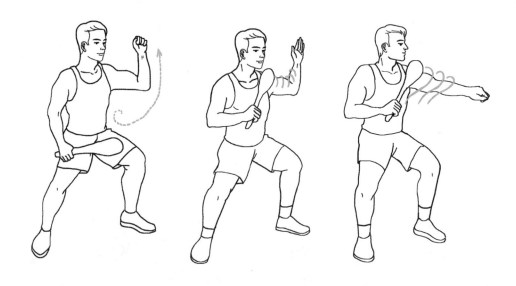

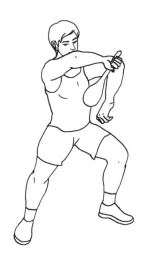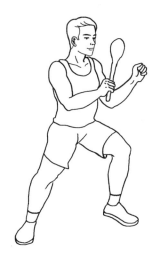

患者体会：

干这行工作，长时间握笔，拇指持续用力，经常觉得大拇指根部酸疼，不得劲，带着大鱼际这里也疼，疼起来没法用力，拇指一用力疼痛就加剧，而且还僵硬，转动也不灵活了。学了葛大夫教的拍打疗法以后，自己在家给自己拍打治疗，大概坚持了一个月，现在觉得拇指灵活多了，用力的时候也没那么疼了，看来还真得经常自己多放松活动。

葛大夫小提示：

① 急性期的时候不要揉，以活动为主，以免加重炎症。

② 注意不要接触冷水，注意保暖，受寒会加重症状。

③ 适当调节工作习惯，不要让拇指长时间持续用力。

十六、手指疼＋活动受限（屈指肌腱腱鞘炎）

手，是人类进化的重要标志和特征，也是最灵活而复杂的器官，绝大多数工具都是由手来使用，手能做到各种复杂的运动从简单的抓握到复杂的编织、演奏等，无不有依赖于我们的双手。手用得多了，往往各种慢性损伤也纷至沓来，最常见的，莫过于屈指肌腱腱鞘炎。

鲁某，女，45岁，纺织工人，两年前出现手指内侧疼痛，受凉加重，摸着还有硬硬的鼓包，随着手指屈伸能轻微一动，屈伸费劲，有弹响，经常是弯不起来，弯起来了又伸不开，僵硬得像扣扳机一样。这就是我们所说的屈指肌腱腱鞘炎，多发于拇指，也有部分患者几个指头同时发病，表现为屈伸功能受限，晨起明显，掌指关节屈曲有压痛，有时可以触及结节，重者有"扳机指"症状。

葛大夫教您治疗:

1 拍打治疗手法

步骤一

　　轻拍腕部及掌心，掌心和痛处可重拍，力度不宜过重，拍打 5 分钟，约 200 下。

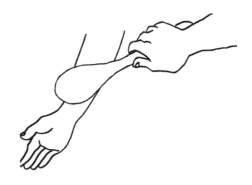

步骤二

　　拍打患侧上肢四面，从肩部拍打至手掌，力度由轻渐重，拍打 10 分钟，促进炎症恢复。

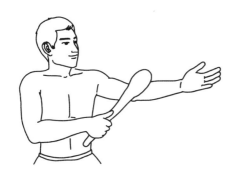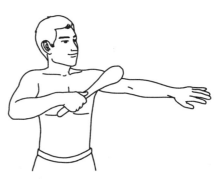

2 捏筋辅助手法

步骤一

　　用指节刮法刮患指内侧肌腱，力度不宜过重，约 5 分钟。

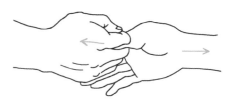

步骤二

以拇指食指为主，捏住患指做牵拉旋转，约 5 分钟，缓解局部炎症，改善活动度。

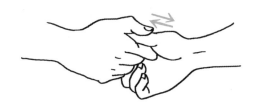

葛大夫教您拍打操：

冲天炮第一及第二式、穿心炮式、雕手式、小冲天炮式：拍打上肢四面，腕关节部可稍重拍打，由轻渐重，改善上肢血液循环，促进炎症恢复。

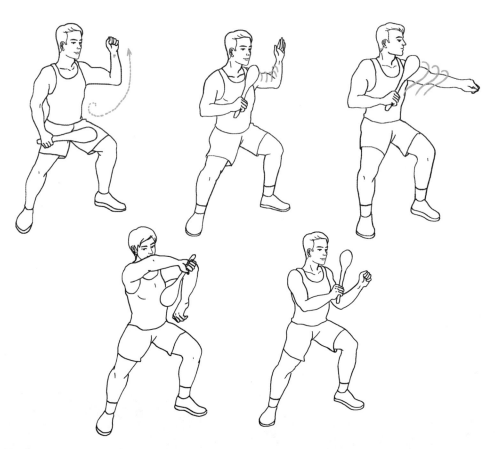

患者体会:

　　干了这么多年的纺织工作，手指头没少劳损，总觉得不舒服，这回发病是最重的，手指头疼得厉害，又动不了，得自己用另一只手帮着扳过去，弯过去了又回不来，还得靠另一只手，早上起来的时候最疼，而且动都动不了。学了葛大夫教的拍打疗法后天天在家自己拍，活动手指，拍了将近两个月时，疼痛减轻了一些，但是手指头仍然活动不了，葛大夫说这叫"扳机指"，病程很长，要坚持下去。我坚持到现在感觉症状有了改善，活动也比以前灵便些了，我会坚持拍下去。

葛大夫小提示:

❶　一定要注意休息，避免受寒，劳累和受寒会让腱鞘炎加重。

❷　要每天坚持自己用刮法和拍打法治疗，掌心可重拍。

❸　患病后避免用冷水洗手，本病多见于家庭主妇，洗衣做菜的时候非常容易被冷水刺激产生症。

十七、岔气＋胸胁疼（胸壁挫伤）

我们日常生活中经常会遇上"岔气"的情况，有时候运动前没有做好准备活动，或是刚吃完饭，剧烈活动以后会觉得胸胁处闷涨隐痛，感觉有东西顶着，或是跟针扎似的疼，没有固定痛点，面积比较大，一般都是疼成一片。岔气，又被称为急性胸肋痛，一般由于各种原因导致呼吸肌紧张痉挛而急性发作。

陈某，男，22岁，平时喜欢跑步锻炼，一天因为天热口渴，喝了好多水，喝完没多会儿就开始跑步，突然觉得胸口发闷发疼，右侧肋下像有什么东西顶着一样难受，呼吸也开始不畅，赶紧停下来，歇了会稍有缓解，但还是觉得右侧肋下一片发紧、疼痛，很难受。这就是我们所说的岔气了，实际上属于胸壁挫伤范畴，喝水后立刻跑步，使胃肠系膜受到过分的牵拉，导致呼吸肌痉挛，而引起了疼痛。

葛大夫教您治疗：

1 拍打治疗手法

步骤一

拍打胸胁部，在疼痛区域重点拍打，力度要轻，拍打约 2 分钟。

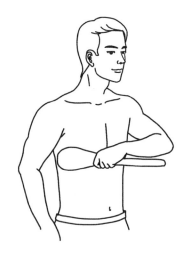

步骤二

拍打背后三条线，促进循环，帮助疼痛恢复。

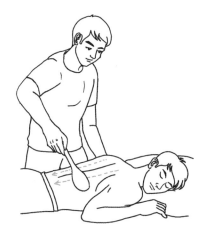

2 捏筋辅助手法

步骤一

用手掌沿肋骨方向推捋痛处，力度宜轻。

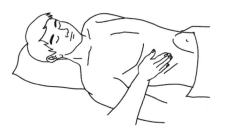

步骤二

点揉剑突脉，并配合按揉节律做深呼吸，调节呼吸对呼吸肌痉挛恢复有帮助作用。

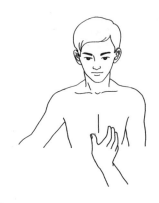

以上疗法每日一次即可。

患者体会：

平常就经常岔气，尤其是中午吃饭经常吃得急，吃完饭走快点就会难受，这回是自己没注意，喝水喝了太多，跑起来就开始觉得难受，胸胁的地方疼，像有个东西顶着一样，抻着疼，都不敢大口喘气，回到家还是疼。葛大夫教了这种缓解方法，自己试着拍打一会儿，调节调节呼吸，疼痛减轻得就很明显了，而且听了葛大夫的疗法以后，经常这样自己拍打保健，岔气也比以前少了一些，呼吸顺畅多了。

葛大夫小提示：

❶　日常生活中一定要注意，吃饭、大量饮水后不要剧烈运动，非常容易出现呼吸肌痉挛导致岔气、疼痛。

❷　岔气后，一定要注意调节呼吸，拍打力度及掌根推抻力度要轻，才能更快地减轻呼吸肌的痉挛，缓解症状。

❸　经常反复患病的人，在做某些动作时要提前做好准备，反复岔气就会造成患病部位拉伸性的纤维化，从而经常会感觉胸胁部出现紧张感。

十八、腰疼 + 两腿发沉（腰椎管狭窄）

　　现在很多中老年人反映自己上了年纪以后腰疼腿软，站不直身子，走不动路，走一会就会累，两腿发沉，甚至迈不开步子。这就是我们常说的腰椎管狭窄，常见于中老年人。

　　石老太，70 岁，年轻时活泼好动，有一次与好友嬉笑玩闹，不小心坐了个屁股蹲儿，重重地摔在了地上，也没多在意。十多年前开始出现腰疼，严重的时候直不起身，近些年发觉自己走不动路，走几步就迈不开腿了，腰疼也越来越重。去医院照了片子一看，腰椎管狭窄，胸腰段压缩性骨折。因为年岁大，也没什么好的治疗方法。这就是多见于中老年人的腰椎管狭窄，一般情况属于退行性病变，外伤、腰椎滑脱、黄韧带肥厚及骨肿瘤等均可压迫腰椎管，造成腰椎管狭窄，使下肢供血不足，产生走几步就走不动的间歇性跛行症状。

葛大夫教您治疗:

11 拍打治疗手法

步骤一

　　用拍子拍打腰骶关节及周围，拍打约 5 分钟，会感觉腰骶部微微发热，有"走血"的感觉，然后依次拍打尾肾脉、尾中脉、腰眼脉、臀侧脉、骶侧上下脉，顺延往下拍，臀下脉、股后脉、腘脉、腘侧双脉、风门脉，反复拍打 10 分钟左右，力度要由轻渐重，拍打后应感觉腰骶及腿部会有轻松感和发热感。

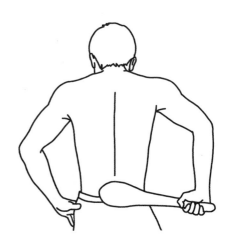

步骤二

　　拍打下肢四面，从大腿根拍打到脚，脚心可以重拍，每侧拍打 5 分钟，约200 下

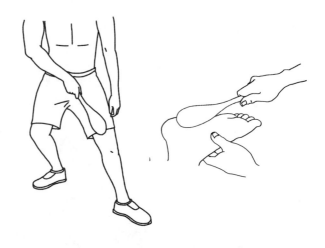

捏筋辅助手法

步骤一

仰卧在床上，手掌握拳放在腰骶部下面，拳背朝上，用骨头尖去硌腰眼脉和骶侧上下脉，以感觉脉位酸胀甚至有过电感为度。

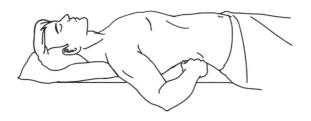

步骤二

双手拇指点揉股根脉、髂侧上下脉、胫侧双脉的外侧脉，每个脉位点揉5分钟。

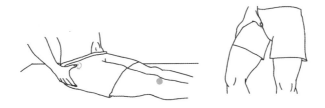

步骤三

用掌推法自上至下从大腿根外侧向下推，一直推到小腿，反复50次，感觉推过的范围发热就可以了。

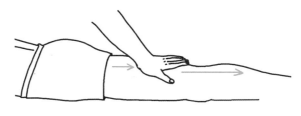

以上手法每天一两次即可。

葛大夫教您拍打操：

扛鼎式、盘肘式、落地雷式、扶膝第三式：拍打腰部及下肢四面，同时促进下肢循环。

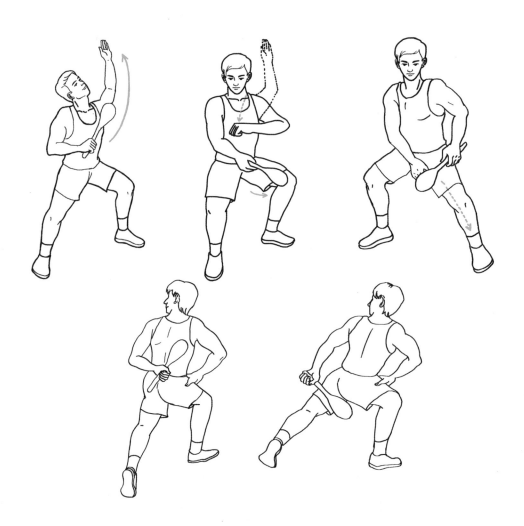

患者体会：

腰疼十多年了，近一段时间病情加重，行走起来越来越慢，走一段路十几分钟就走不动了，双下肢发沉、发麻。经葛大夫教了自我拍打疗法，起初做了几天都没明显效果，偶有轻松感，时轻时重，后来找到葛大夫问明情况，葛大夫说腰椎管狭窄就是老年病，不可能治疗几次就有效，只要坚持就会有效果。按照葛大夫的说法，我又继续坚持自我治疗了三个多月，腰腿的症状明显好转了，腿没原来那么沉，路也走得比以前远多了，我还会继续坚持下去的。

葛大夫小提示：

❶ 一般觉得腰腿发酸发沉，走几步路就觉得迈不开腿，往往就是腰椎管狭窄导致的，这个症状在我们医学上叫做"间歇性跛行"，常见于老年人，上了年岁血管窄了，下肢供血变差，或者是年轻时候受过外伤，到了晚年也会影响下肢的供血，用拍子每天三次常拍拍，促进血液循环，这个椎管狭窄的症状就会得到缓解了。

❷ 很多老年人椎管狭窄以后，因为供血不好，也会觉得腿脚怕冷、发木，所以一定要注意保暖。

❸ 平时锻炼以走路散步为主，走累了歇一会儿再走，每天最多不超过一个小时，如腰腿症状好转可适当增加锻炼时间。

❹ 平时一定要避免着凉，夏天的时候少吹空调，春秋提早加衣裤，注意保暖对治疗此病有明显效果。

十九、腰疼 + 腿麻（腰椎间盘突出）

现在大多数中青年人都喜欢体育锻炼，不仅对身体好，也是对心志的一种磨炼，然而锻炼的人多了，随之而来的是各种运动损伤，很多年轻人打完球、练过杠铃、负重后，突然开始腰疼、腿麻，甚至直不起腰了，这就是现在我们非常常见的腰椎间盘突出，这种病不限年龄，但单纯的椎间盘突出患者基本以年轻人为主，中老年患者还可同时伴有腰椎管狭窄。

X 某，男，19 岁，在部队里训练，一次百斤负重跑后，第二天早晨感觉腰疼，左腿放射状麻木，直不起腰，走不动路。去医院核磁共振检查发现腰椎间盘突出，压迫坐骨神经了。又不想做手术，选择保守治疗，效果又非常有限。这种情况就是典型的腰椎间盘突出，年轻人的腰椎间盘突出往往因为体育运动、负重等动作，瞬间爆发的力量让椎间盘挤破纤维环而突出，压迫坐骨神经以后，就会出现这样的下肢放射状疼痛、麻木的症状。

葛大夫教您治疗：

1 拍打治疗手法

步骤一

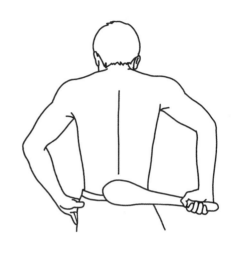

拍打腰骶部、腘窝，如下肢有放射感，可拍打髂侧上下脉、股外上下脉、胫侧双脉的外侧脉、臀下脉、股后脉、腘脉、腘侧双脉、风门脉，另外重点拍打脚心。还可适当拍打前面的股根脉和股前脉、拍打10分钟，约400下。

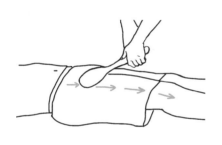

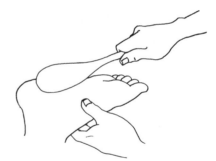

步骤二

拍打患侧下肢四面，自上至下拍打，脚心可重拍，拍打10分钟，约400下。

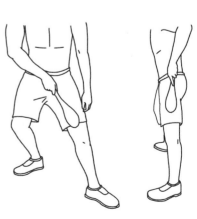

2 捏筋辅助手法

用拳顶压或拇指点揉患侧骶侧上下脉、髂侧上下脉、腰眼脉、尾中脉、尾肾脉，力度不宜过重，以自身承受为准

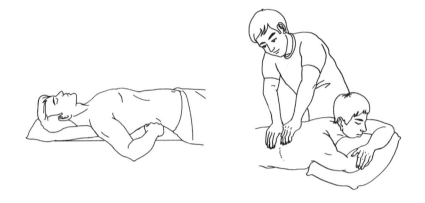

葛大夫教您拍打操：

扛鼎式、盘肘式、落地雷式、扶膝第三式：拍打腰部及下肢四面，同时促进下肢循环。

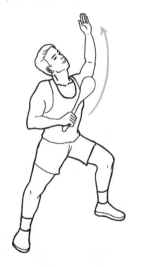 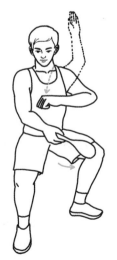 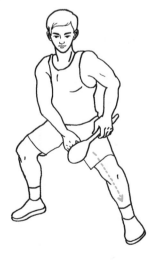

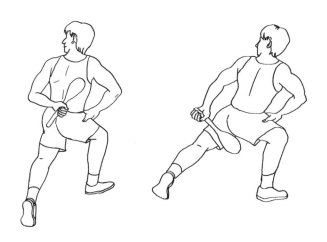

患者体会：

　　得了这个病挺困扰的，行动不便，走路也费劲，腰部疼，还老觉得跟铁板一样僵硬，腿也麻，觉得没劲，又不想手术。学了葛大夫教的手法，自己每天在家拍打治疗，大概有两个星期，腰就不怎么疼了，也没那么僵硬了。腿麻也好多了，走路不太受影响了，现在每天都在家自己拍打，坚持下去一定会有更好的效果。

葛大夫小提示：

❶　运动前要注意多做准备活动，腰椎间盘突出多在垂直方向的爆发力作用下发生，比如抢篮板、跳跃后落地、负重等。

❷　骶髂关节损伤有时也可能导致类似的症状，要注意区分鉴别。

❸　注意保暖，发病后不要进行锻炼，会加重症状。

❹　患此病不要轻易手术，一般不是很严重（如腰椎间盘脱出）的情况下，都可通过保守治疗缓解一定的症状，有条件的可以到医院配合治疗，如理疗、针灸、牵引、按摩等。

二十、腰疼＋腿疼（骶髂关节紊乱）

人上了年纪，总是觉得腰腿不舒服，有的人腰酸背痛，有的人腰酸腿麻，有的人腰腿全都疼痛，疼起来甚至像刀割火烧，往往以为自己是腰椎间盘突出，治来治去也没什么效果，这种时候，您就需要注意，这很可能是我们医学上说的骶髂关节紊乱。

X 女士，63 岁，身体状况一直不错，十几年前开始觉得腰酸疼，两腿发凉，怕冷，右侧腰臀部位酸疼，想想自己上了年纪，又差不多是更年期，也没怎么在意，在家该干活还接着干活，觉得凉了就穿厚点保保暖，没当回事儿。两年前开始，腰疼更明显了，右侧腰臀部位开始疼痛加剧，疼得跟火烧似的，晚上睡觉朝右侧卧的时候从大腿外侧一直到小腿都胀痛，穿鞋袜时右腿单腿撑地疼得站不住，弯腰后仰都费劲。去医院看病，诊断为腰椎间盘突出，试了几次针灸治疗，效果都不明显。其实，这是一种诊断不明确的疾病，在医学上称为骶髂关节紊乱，也称致密性骨炎，发展到比较严重以后可以引起下肢放射性痛。一般多见于青壮年女性，尤其是生育后的女性，由于骨盆角度变宽，更易造成骶髂关节的紊乱。

葛大夫教您治疗：

11 拍打治疗手法

步骤一

拍打腰骶部，重点拍打患侧的骶侧上下脉、髂侧上下脉、臀侧脉、胫侧双脉的外侧脉。力度由轻渐重，拍打 5 分钟，感到局部发热即可。

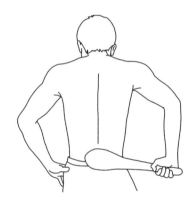
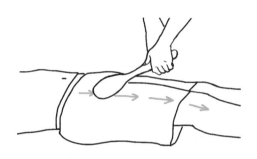

步骤二

拍打下肢四面，自上至下拍打患侧下肢四面，力度由轻渐重，肌肉丰厚处可力度稍重，拍打 5 ～ 10 分钟。

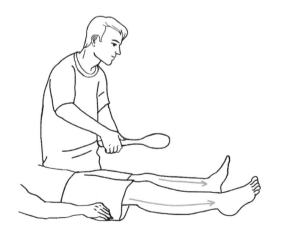

捏筋辅助手法

步骤一

　　仰卧时，可用拳头或较硬物垫在身下，顶压骶侧上下脉，硬物不要过于尖锐，否则也会损伤局部组织。持续顶压时间控制在 10 分钟内。

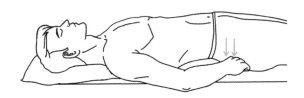

步骤二

　　用拇指点揉髂侧上下脉、股外上下脉、胫侧双脉的外侧脉，各点揉 100 下。

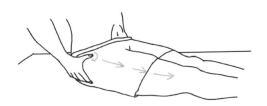

步骤三

　　用掌心自上至下沿腿外侧推捋至小腿，约 200 下。

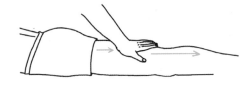

以上手法每日坚持治疗一至两次。

葛大夫教您拍打操：

扛鼎式、盘肘式、落地雷式、扶膝第三式：拍打下肢四面的同时，适度活动骶髂关节，促进恢复。

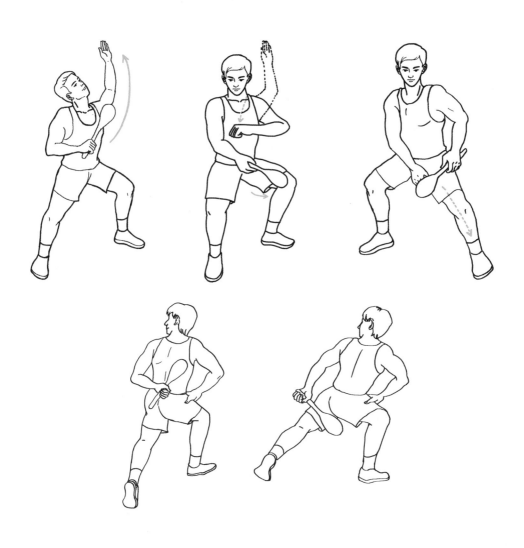

患者体会:

近两年犯这个病以来，活干不了，行动也费劲，走路久了都难受，腿一疼起来火烧火燎的，带来了很多不方便。学了葛大夫教的治疗法以后，回家坚持自我治疗，半个月以后，疼痛减轻了一些，晚上睡觉也敢向右侧卧了。坚持了一个半月，平时待着时就基本不疼了，睡觉时侧卧也完全没问题，弯腰后仰都能做一些了，比以前有了显著好转。又去问了葛大夫，他说我还要继续自我拍打治疗，以巩固疗效，避免复发。

葛大夫小提示:

❶　注意保暖，避免受凉以及坐、卧于冰凉的平面，也不要过度运动。

❷　骶髂关节的损伤多来自于从地面传来的垂直向上的外力，所以活动时建议患者散步即可，速度也不宜过快。不要参加跳绳、踢毽等活动，尽量避免跳跃、下楼梯时踩空等。

❸　急性期自我治疗时要避免过重手法刺激，由轻渐重逐渐加大用力，刚开始自我拍打治疗时有可能会感觉病情加重，实际上这是一种正常反应，等急性期过后就会明显好转。此病治疗不当会加重病情，病程迁延至几年甚至十几年都有。

二十一、腿窜痛（坐骨神经痛）

　　年轻人运动起来都是活力四射的，但是往往不注意一些细节。很多年轻人酣畅淋漓地运动之后，直接坐在地上休息，看起来很潇洒快意，但是第二天很多人会出现一条腿放射状疼痛，持续不断，走路都费劲了。这就是我们说的坐骨神经痛。

　　X某，22岁，男，上个月和同学打篮球，打完后浑身大汗，就坐在地上休息，起来的时候觉得左腿有点不舒服，没当回事儿，以为是累着了，就回家休息。第二天早上，发现左腿疼痛难忍，持续放射状痛，疼得快走不了路了，到医院诊断为坐骨神经痛，并开了调理神经的药，吃药后有所缓解但效果不显著，学习生活都受到了很大影响。这就是年轻人常见的坐骨神经炎。往往由受寒受潮引起，坐骨神经比较浅表，在寒、潮刺激下水肿发炎会产生这样的症状。

葛大夫教您治疗：

11 拍打治疗手法

步骤一

　　拍打腰骶部，重点拍打臀侧脉、髂侧上下脉、股外上下脉、胫侧双脉的外侧脉。力度由轻渐重，拍打 5 分钟，约 200 下。

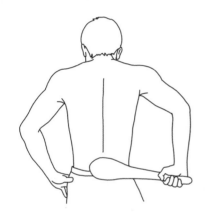
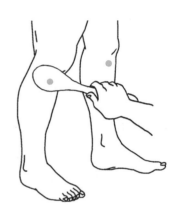

步骤二

　　拍打下肢四面，从上至下拍打，小腿后面可重拍，拍打 10 分钟，约 400 下。

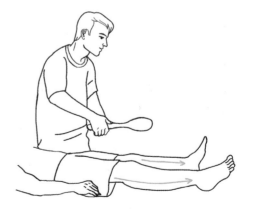

2 捏筋辅助手法

步骤一

仰卧时用拳头顶压骶侧上下脉，以酸胀能忍受为限度，持续顶压不要超过 10 分钟。

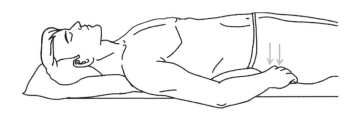

步骤二

点揉患侧的臀侧脉、髂侧上下脉、股下脉、股后脉、胫侧双脉的外侧脉、腘脉、腘侧双脉，其中以臀侧脉、髂侧上下脉为主，力度以能承受为度，点揉 5 分钟左右即可，点揉后会感觉下肢发热，轻松。

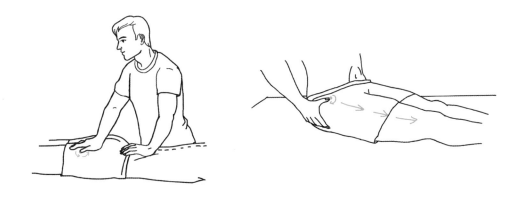

以上疗法每天早晚各一次即可。

葛大夫教您拍打操:

　　扛鼎式、盘肘式、落地雷式、扶膝第三式:拍打下肢四面。在拍打同时,舒展局部肌肉组织,促进神经炎症的恢复。

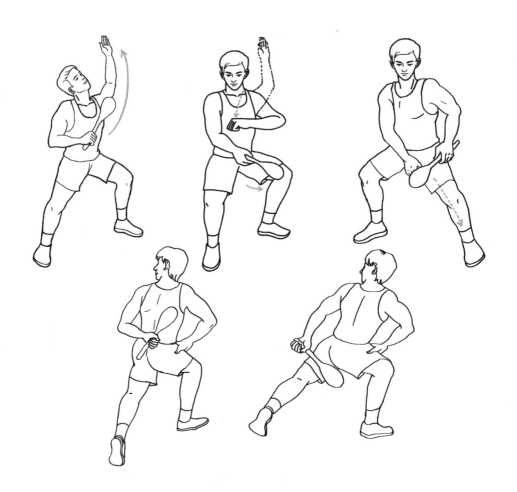

患者体会:

　　当时觉得地上挺凉快,图一时痛快就坐地上了,刚开始也没觉得什么,起来时左腿觉得别扭也没管,没想到后来那么疼,整天持续地疼,难受得要命,吃药的效果很一般,学了葛大夫教的拍打操以后，每天拍 3 遍，三四天就好转多了，疼痛减轻了不少，慢速走路也没那么疼了，以后一定要多注意。

葛大夫小提示：

❶ 一定要注意臀部腿部的保暖，坐在冰凉的石质、水泥地上，尤其是运动后，非常容易让浅表的坐骨神经因受凉受潮而水肿发炎。尽量避免这样的情况发生。

❷ 拍打时除了小腿后面腓肠肌区域，其他拍打应稍轻，由轻渐重，不要超过承受范围。

❸ 坐骨神经痛就是患者的某一条腿疼痛，严重时会产生痉挛性痛。多年来对于该病一直有一种说法叫梨状肌损伤综合征，实际上多是因为肌肉损伤后痉挛、水肿、压迫附近的坐骨神经产生的疼痛，应区别于腰椎间盘突出。活动不当，坐骨神经本身也可能被拉伤。另外年轻人运动后出汗，有时坐在冰冷的水泥地上过久，也会导致坐骨神经疼痛，恢复起来比较慢。

二十二、闪腰（急性腰损伤）

年很多人大概从小就经常听老人讲，搬重东西时候小心点，别把腰闪了！这个闪腰是怎么回事儿呢。很多时候，由于腰部突然受到较重的力，腰部可能出现了小关节的紊乱甚至错位，局部肌肉急性痉挛，这时候患者往往觉得腰特别硬，跟铁板似的，而且疼痛难忍，直不起腰。这就是我们说的急性腰损伤，俗称闪腰。

X某，37岁，一天在家里整理屋子，看见一摞旧报纸，想把报纸拿到外屋，弯下腰抱住报纸起身时，感觉自己腰很轻微地响了一声，然后感觉腰部剧痛，直不起腰，赶紧把东西放下，坐到沙发上休息，但是疼痛没有随着休息减轻，反而有越来越重的趋势，赶紧让家人扶着去了家附近的按摩馆按摩，按完以后反而觉得腰更僵，疼得更厉害了。这就是典型的急性腰损伤，以局部肌肉急性痉挛、疼痛为主要表现，单纯的急性腰损伤不会出现下肢放射状疼痛。

葛大夫教您治疗:

1 拍打治疗手法

步骤一

　　拍打背后三条线，按照先中间后两边的顺序自上至下拍打背后三条线，力度要轻，反复拍打，拍打至腰部肌肉觉得放松不发紧了就好。

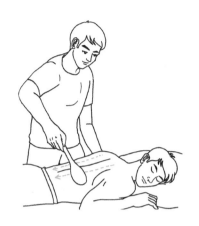

步骤二

　　拍打胸腰段、腰部、腰骶部，力度宜轻，以不出现疼痛为限。拍打 5 分钟，约 200 下。

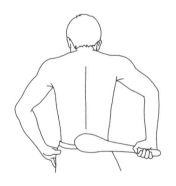

急性腰扭伤在急性期肌肉痉挛，不适合点揉脉位治疗。
以上疗法每日一次即可。

葛大夫教您拍打操：

① 　冒顶式：拍打背后三条线，同时伸展胸腰段及腰部肌肉，动作不宜过大。

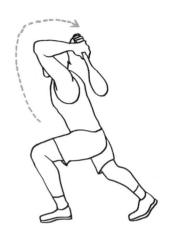

② 　盘肘式、扶膝第三式：拍打腰部、腰骶部肌肉。

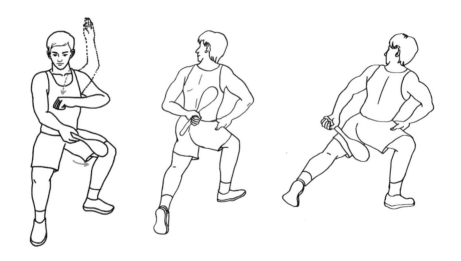

患者体会：

　　闪了腰觉得特别疼，去按摩馆按了一下反而更重了，趴了半天才勉强缓过劲来，用葛大夫教的拍打法自己拍了拍，第二天就感觉腰上肌肉松快多了，没那么僵了，也不太疼了，拍了三四天，就好了，以后啊，还真得多注意保护自己的腰。

葛大夫小提示:

❶ 急性腰损伤后一定要注意鉴别,如果出现下肢放射状疼痛,一定要及时去医院做影像学检查,确诊是否为腰椎间盘突出。

❷ 搬重物时,不要只用腰部受力,适当用膝部配合用力;起身时也要慢,不要太急,以免产生急性损伤。

❸ 急性腰扭伤在急性期要多卧床休息,水肿期可做理疗,如超短波治疗,也可外用一些膏药,以拍打及放松周围肌肉为主。

❹ 急性腰扭伤可发病于任何一个部位,又分为前屈式和后伸式。

❺ 经常反复扭伤的人要注意,可能已经形成习惯性腰扭伤,平时搬抬重物、咳嗽或打喷嚏时都要做好准备,都可能造成急性腰扭伤。

二十三、屁股尖儿疼（坐骨结节骨骺炎）

现代生活工作节奏越来越快，坐办公室的上班族也越来越辛苦，工作时一坐几小时那是家常便饭。久坐不仅让人身心疲惫，还会带来各种慢性的劳损，坐姿不当的话，更是雪上加霜。脖子疼、腰疼、腿疼的有，还有屁股尖疼的。其实这一点都不奇怪，医学上说的坐骨结节骨骺炎，多半发自于久坐，尤其是坐姿不当。

X女士，33岁，白领，长期坐办公室，有时候累了就往椅背上靠着歇会再继续干，一个月前觉得坐着有点别扭，臀部隐约不适，也没多在意，过了一周以后，两边屁股尖疼痛难忍，一碰都疼，根本没法坐着了，碰椅子就疼得龇牙咧嘴，去了几个小医院，也没诊断出来，疼痛一天一天地不见缓解，垫个软垫子也没多大用，非常痛苦。这就是我们所说的坐骨结节骨骺炎，往往发病于久坐、坐姿不当、坐在过硬的平面上或受凉等。

葛大夫教您治疗：

11 拍打治疗手法

步骤一

　　拍打腰骶周围，重点拍打臀侧脉、股后脉、髂侧上下脉，治疗以股后脉为主，力度由轻渐重，每个脉位拍打 5 分钟左右。

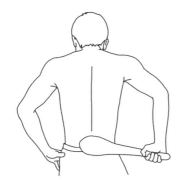
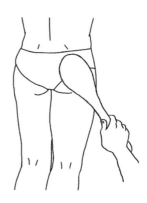

步骤二

　　拍打下肢四面，从上至下拍打，拍打 10 分钟左右即可。

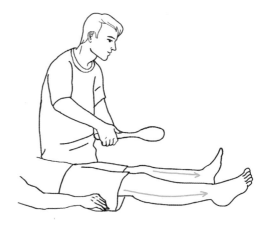

2 捏筋辅助手法

步骤一

患者仰卧，用拳头尖顶在病灶部位，臀部用力下压，拳头尖向上顶，反复数遍，是治疗该病最有效的手法。

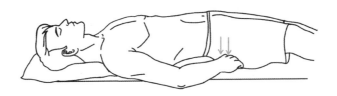

步骤二

患者仰卧，用双拳顶压并按揉双侧骶侧下脉、臀侧脉、股后脉，力度不宜过重，按揉 100 下左右。

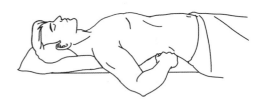

步骤三

用掌根推双侧骼侧上下脉，并顺势下推至小腿，约 100 下。

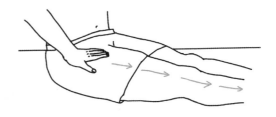

以上疗法每日一次即可。

葛大夫教您拍打操:

　　扛鼎式、盘肘式、落地雷式、扶膝第三式：拍打腰骶臀部及下肢四面。在拍打同时，舒展局部肌肉组织，促进炎症恢复吸收。

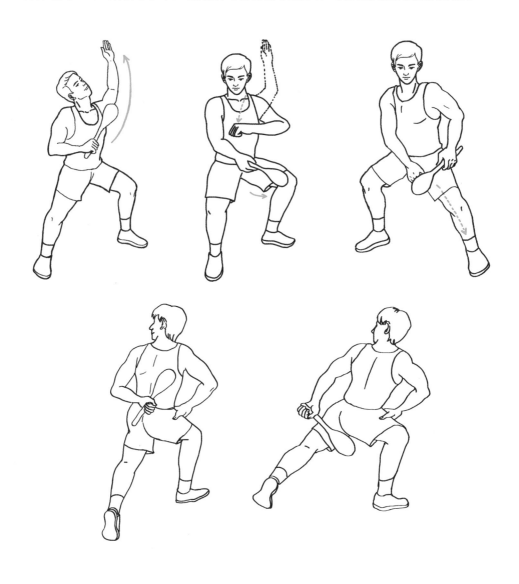

患者体会:

刚开始也不知道怎么了，两个屁股尖都疼，坐也坐不下，真受罪，晚上睡觉都受很大影响。学了葛大夫教的拍打操，每天自己拍打个两三回，症状就有缓了解。现在坚持了一个多月，感觉已经不怎么疼了，工作也不受影响了，以后啊，还真得自己多注意。

葛大夫小提示:

❶   久坐，尤其后仰靠着椅背，容易让坐骨结节受力更大，所以工作时多注意调整坐姿，以及适当站立放松，加强锻炼，会促进炎症的恢复。

❷   坐骨结节相对浅表，容易被刺激发炎，尽量避免坐在凉、硬的平面上。

❸   拍打时不宜过重，以免对炎症有进一步的刺激。

二十四、屁股疼（梨状肌损伤）

现在不光是年轻人喜欢锻炼，很多年纪大的人也都注意保养自己的身体，积极参加体育锻炼，但是锻炼中一定要注意保护好自己，不然非常容易出现各种运动损伤。"梨状肌损伤"这个词我们应该耳熟能详了，很多梨状肌损伤都是因为运动而导致的。当髋部急速内收内旋的时候，很容易引发急性梨状肌损伤，起跑、跑步时抬腿过快过猛、或是受凉受潮，都可能引发梨状肌损伤。

X某，男，27岁，身体非常健康，从上学时就喜欢体育运动，体力耐力保持得很好，工作后仍常和朋友在足球场、田径场上驰骋。某天和朋友在田径场上锻炼，朋友突然提出跑100米比比赛怀怀旧，X某欣然答应，两人采用蹲踞式起跑，起跑后X某觉得右腿有一点别扭，但还是尽力跑过终点。第二天晨起后感觉右侧屁股像刀割一样疼，右腿仿佛短了一截，下肢还有轻微的放射痛，走路也费劲了。这就是典型的急性梨状肌损伤，非常常见的运动损伤之一。损伤后严重限制患者行走能力，带来很大困扰。

葛大夫教您治疗：

 拍打治疗手法

步骤一

拍打患侧骶侧上下脉、髂侧上下脉、臀侧脉、股后脉，拍打力度宜轻，各拍打约 100 下。

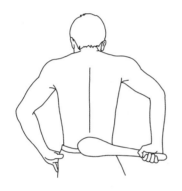 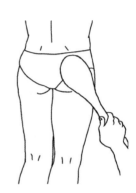

步骤二

拍打患侧下肢四面，从上至下拍打，拍打约 200 下即可。

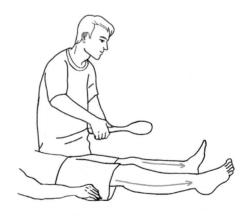

捏筋辅助手法

仰卧时拳头顶压患侧骶侧上下脉，拇指点揉患侧髂侧上下脉，其中，以髂侧上下脉为主要治疗脉位，急性期患者疼痛处不要进行刺激，慢性梨状肌损伤患者可以较轻力度按揉患侧臀侧脉。

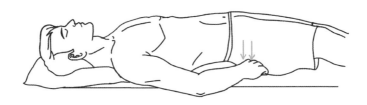

以上疗法每日早晚各一次即可。

葛大夫教您拍打操：

扛鼎式、盘肘式、落地雷式、扶膝第三式：拍打腰骶臀部及下肢四面。促进炎症恢复吸收，动作不宜过大。

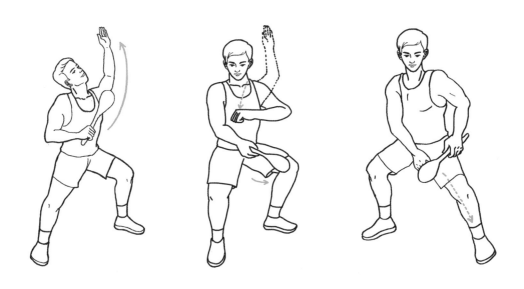

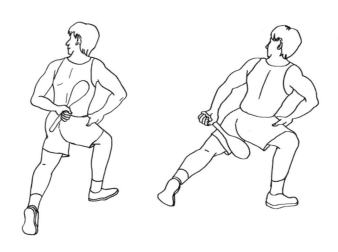

患者体会：

　　当时跑步的时候也是一时兴起，没做任何准备运动就上去跑了，第二天疼得要命，觉得腿短了一截，走路也走不动，一动就疼。开始以为是坐骨神经痛或是腰椎间盘突出，去医院扎针灸，效果也很一般。学了葛大夫教的拍打疗法后自己开始拍，每天拍一次，三天以后就感觉好多了，也没有腿短的感觉了，坚持了两周就不怎么疼了。以后运动还真得多注意保护自己了。

> **葛大夫小提示：**
> ❶　运动前一定要做好准备活动，尤其是参加跑步、足球等较为剧烈的运动，准备不足的话，很容易在运动过程中损伤梨状肌。
> ❷　不要坐在潮湿、冰冷的地方，这样地方可能导致梨状肌损伤。
> ❸　有类似症状后，建议到大医院做检查排除腰椎间盘突出及髋关节疾病后确诊。

二十五、腰肌劳损

　　腰肌劳损，是一种非常常见的慢性损伤性炎症，常年从事体力工作，腰部长期反复过度负荷运动，或者常年站坐姿势不当，使腰肌长期处于高张力状态，都可能导致腰肌劳损。现代人长期坐办公室、开车或体力劳动，使该病的患病人数增加。

　　X某，男，65岁，年轻时经常从事体力劳动，那时候腰背疼、闪腰之类的很常见，大家都不当回事儿，躺着休息几天还继续干活，后来工作关系经常开车，总觉得腰发紧，不舒服，经常是贴贴膏药了事。八年前，感觉腰骶部持续酸疼，站久了会更难受，变天的时候会加重，弯腰弯不下去，往后仰也仰不动，只有躺着的时候能舒服点，常年贴膏药，也没多大效果，现在年岁大了干活干不了，走路时间长了也不行。这就是比较典型的慢性腰肌劳损，患者年轻时长期体力劳动，并且反复损伤，形成慢性损伤性炎症。

葛大夫教您治疗：

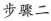　拍打治疗手法

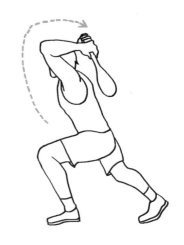

步骤一

　　拍打背后三条线，按照先中间后两边的顺序自上至下拍打背后三条线，力度宜轻，拍打5～10分钟，约200～400下。

步骤二

　　用拍子拍打腰骶部，拍打10分钟左右，力度由轻渐重，约400下。

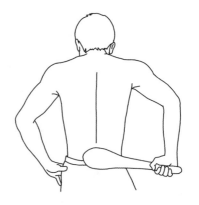

步骤三

　　拍打下肢四面，自上至下拍打，每侧拍打5分钟，约200下。

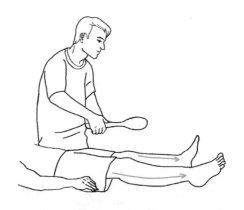

2 捏筋辅助手法

步骤一

仰卧时用拳头顶压点揉腰眼脉及局部痛点，约 100 下。

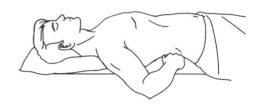

步骤二

用双手掌根从腰部向下推，推至骶部，推 200 下。

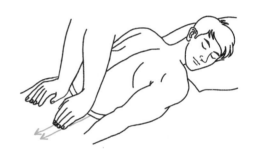

葛大夫教您拍打操：

扛鼎式、盘肘式、落地雷式、扶膝第三式：拍打腰部及下肢四面，松缓舒展腰部肌肉同时促进下肢循环。

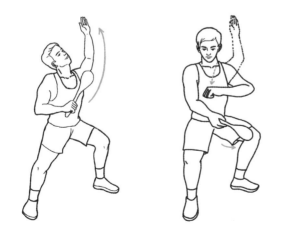
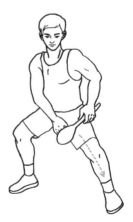

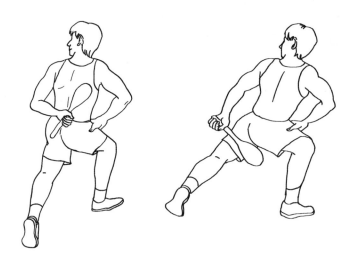

患者体会:

　　这个病很多年了，也没什么好的办法，在家里干活也费劲，变天还会更难受，只能常年贴膏药撑着。学了葛大夫的拍打疗法，在家没事的时候就拍拍，每天拍打四五次，坚持几个月了，渐渐地觉得腰比以前舒展得开了，而且也没那么僵了，弯腰也比以前弯得低了，不那么疼了。

葛大夫小提示:

❶　多年的腰肌劳损会造成肌肉纤维化，使肌肉僵硬、没有弹性，影响活动。每天坚持拍打、揉按，可以促使纤维化的肌肉组织恢复正常，使肌肉恢复弹性，从而达到治愈的目的。

❷　注意保暖，变天时天气潮湿容易让病情加重。

❸　拍打力度不要过重，以舒缓肌肉为主。

二十六、胯疼（髋关节滑膜炎）

现代医学越来越发达，人们也越来越注意自己的身体，很多疾病都得到了及时发现和治。然而有的时候，过于紧张自己的病，往往会出现对病情的错误认知乃至误诊。有很多人胯部疼痛，就疑心自己得了股骨头坏死。其实股骨头坏死这种病并不常见。很多时候，患者只是患了髋关节滑膜炎，这两种病在症状上有类似之处，但一定要鉴别清楚。髋关节滑膜炎一般分为急性和慢性，老年人多为慢性，青少年儿童多为急性。

X 某，男，39 岁，四个月前开始出现胯部疼痛和腹股沟处疼痛，大腿外展的时候会加重，走路时也会疼痛。在某小医院已被诊断为股骨头坏死，四处求医，都没有得到有效治疗，还大大加重了患者心理负担。实际上，这只是髋关节滑膜炎，只要及时治疗，完全可以痊愈，应该注意加以区分。

葛大夫教您治疗：

 拍打治疗手法

步骤一

　　拍打腰骶臀部，力度稍轻，重点拍打臀侧脉、骶侧下脉、股根脉、髂侧上下脉，拍打 5 分钟，约 200 下。

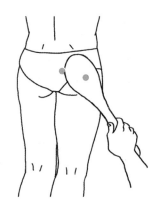 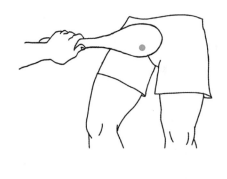

步骤二

　　拍打下肢四面，自上至下拍打，每侧拍打 5 分钟，约 200 下。

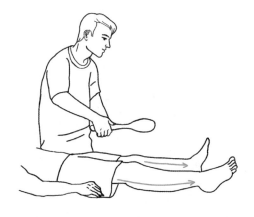

2 捏筋辅助手法

步骤一

用拳头顶压点揉骶侧上下脉约 100 下。

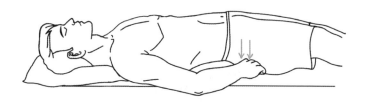

步骤二

用拇指点揉患侧髂侧上下脉、股根脉、臀侧脉，约 100 下。

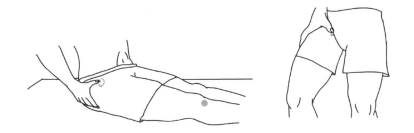

步骤三

患者仰卧，最大限度屈髋关节，用手抱膝，将膝盖向胸部贴近，最大限度坚持 15 分钟。

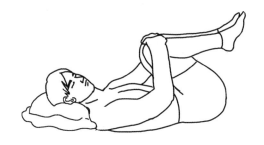

以上疗法每日早晚各一次即可。

葛大夫教您拍打操：

扛鼎式、盘肘式、落地雷式、扶膝第三式：拍打腰骶臀部及下肢四面。促进炎症恢复吸收，力度宜轻。

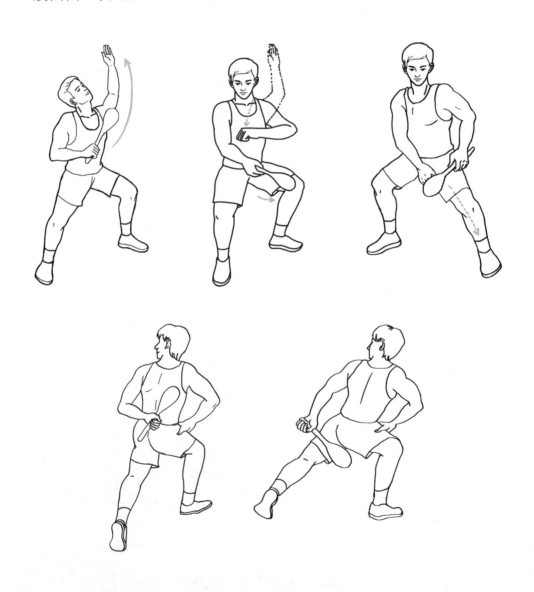

患者体会:

　　之前去当地的小医院，听完我描述就给我诊断成股骨头坏死，心理压力非常大。到处求医也没有得到有效的治疗，胯部越来越疼，我也越来越绝望了。幸好到了葛大夫这，看了我的片子后告诉我，我只是髋关节滑膜炎，他还教了我拍打操，坚持在家自我拍打两个月后有了显著的疗效，不怎么疼了，感觉活动起来也没事了。

葛大夫小提示:

❶　老年人得髋关节滑膜炎多为慢性，多见于上下楼梯踩空，轻微的损伤逐渐发展成髋关节滑膜炎；而青少年儿童髋关节滑膜炎多为急性，多见于用力跑跳引起滑膜的急性损伤。滑膜炎在影像学检查中可见有少量积液，而股骨头骨质一般不见损坏。出现不适症状后应及时确诊，不要髋部一疼就怀疑自己患股骨头坏死。

❷　注意保暖，减少运动，并且适当减体重，缓解垂直方向对髋关节的受力。

二十七、大腿外侧麻木（股外侧皮神经炎）

相信很多人都有小时候把钥匙或月票挂在胸前的记忆，时光荏苒，稚嫩从脸上散去，票卡装进了钱包，钥匙也被揣在了裤兜里。钥匙随时硌在腿上，也感觉不容易丢。但实际上，这样容易引发股外侧皮神经炎，表现为大腿外侧麻木，皮肤触感减弱。

齐某，男，40岁，平时身体很好，不怕冷，经常只穿一件单裤。平时钥匙放在兜里，随时碰着腿。半年前的一天，突然觉得钥匙丢了，赶紧伸手摸兜，发现钥匙还在，是自己腿外侧的皮肤没感觉了，用手指摸，觉得麻木没知觉，赶紧去医院治疗，找了很多医院也没什么好的诊疗方案，十分着急。这就是股外侧皮神经炎，多因股前外侧皮肤局部受凉受潮导致，一般表现为股前外侧皮肤麻木或微痛，有时会有蚁行感。

葛大夫教您治疗:

 拍打治疗手法

步骤一

　　拍打患处及周围，重点拍打髂侧上下脉、股外上脉、股根脉、股前脉，用力可稍轻，"打皮不打肉"，拍打10到20分钟，约400～800下。

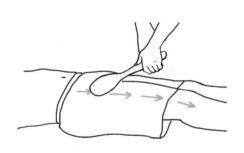
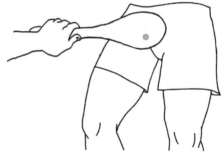

步骤二

　　拍打下肢四面，自上至下拍打，拍打5分钟，约200下，促进下肢血液循环。

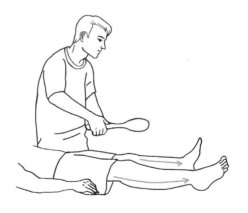

2 捏筋辅助手法

步骤一

用掌根压住患侧股根脉，感到下肢有轻微麻木即可放开，促进下肢供血。反复压 3 分钟。

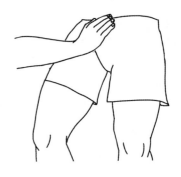

步骤二

用拇指点揉患侧髂侧上下脉、股外上脉、股根脉、股前脉，约 5 分钟即可。

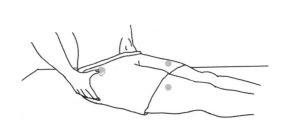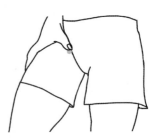

步骤三

用单掌推法在大腿外侧由上至下反复推搓，可推至脚踝处，反复约 5 分钟。

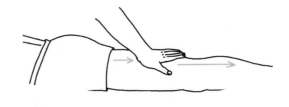

以上疗法每日早晚各一次即可。

葛大夫教您拍打操：

扛鼎式、盘肘式、落地雷式、扶膝第三式：拍打患侧麻木区域及下肢四面，促进神经恢复。

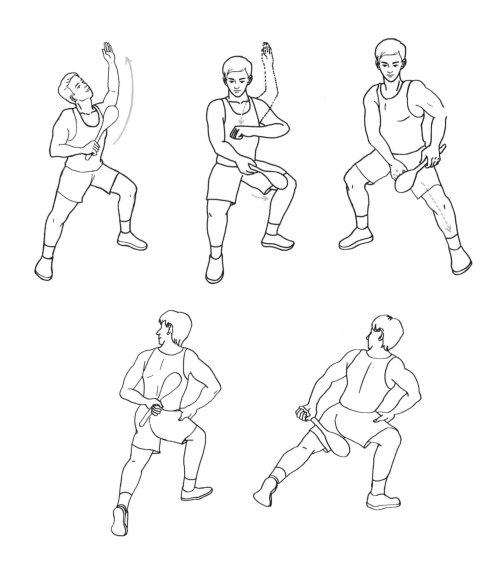

患者体会:

这个病开始还真没多注意，可能之前已经出现过症状，发现以后很害怕，大腿外侧麻木没知觉，生怕会瘫痪，吃了调理神经的药效果也很有限，学了葛大夫教的拍打疗法以后，每天坚持在家拍打治疗，三个月以后就好多了，皮肤也有感觉了。

葛大夫小提示:

大腿前外侧，就是一般裤兜覆盖的范围，要注意保暖，钥匙是金属的，一般比较凉，如果不穿秋裤，很容易让股外侧皮肤受寒，尽量穿裤兜宽松一些的裤子，或者用钥匙包也可以有效防止刺激股外侧皮肤。

二十八、大腿疼（股四头肌损伤）

都说胳膊拧不过大腿，这是为什么呢，因为大腿上的肌肉丰厚有力，其中最重要的就是位于大腿前方的股四头肌，它是人体最大最有力的肌肉之一。坚韧强劲的肌肉可以让我们的大腿承受更大的力量，让我们跑得更快，跳得更高，然而如果股四头肌瞬间承受的力量过大过猛，则很容易导致肌肉拉伤，常见于年轻人的运动不当。

于某，男，16 岁，高中一年级，某日，在参加学校田径队训练的时候，起跑后突然觉得左侧大腿剧痛难忍，摔倒在地。起来后感觉左腿大腿肌肉肿胀并剧烈疼痛，屈伸时疼痛加剧。这就是股四头肌拉伤，一般多见于股四头肌猛然收缩或是劳损所致。

葛大夫教您治疗:

拍打治疗手法

步骤一

拍打疼痛处及周围，重点拍打股外上脉、股根脉、股前脉，力度应轻，拍打 10 到 20 分钟，约 400 ～ 800 下。

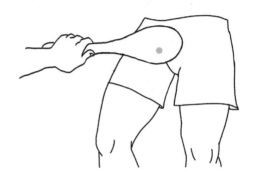

步骤二

拍打下肢四面，自上至下拍打，拍打 10 分钟，约 400 下，促进下肢血液循环，促进水肿的吸收恢复。

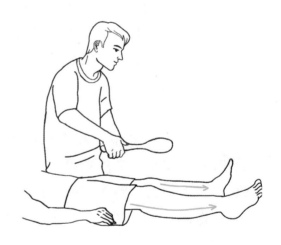

捏筋辅助手法

步骤一

可用手拿揉股四头肌，用拇指点揉、点拨股前脉，力度要轻，每次约 3 分钟即可。

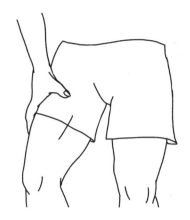 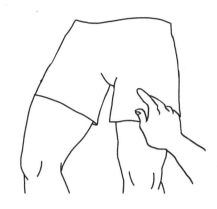

葛大夫教您拍打操：

股四头肌损伤急性期不建议做拍打操，可能会加重损伤；恢复期，可用扛鼎式、盘肘式、落地雷式、扶膝第三式：拍打患侧下肢四面，促进恢复。

患者体会：

当时起跑也是太猛了，觉得大腿里面仿佛猛地抽了一下，然后就伸不直了，一下摔在地上，一动就疼，还肿了两三天，在家歇着都不敢动腿，贴了些膏药，也不是太见效。按照葛大夫教的拍打疗法，自己在家拍打，第二天就觉得疼痛缓解了不少，拍了三天就能正常走路活动了。

葛大夫小提示:

① 剧烈运动前一定要做足热身运动，将肌肉活动拉伸充分；另外运动中要注意别用力太猛，也要适量，快速起跑、大量蹲起、蛙跳等年轻人常见的运动，都可能导致股四头肌损伤，都是年轻人运动中常见的损伤。

② 拍打时一定要轻拍，尤其急性期，太重拍打会导致水肿加重，拍打时多拍打疼痛区周围，有助于恢复。

③ 用双手或单手拿揉股四头肌，从上至下、从内到外反复拿揉，促进血肿、水肿的吸收，防止肌肉粘连。

二十九、膝盖疼（膝关节疾病）

我们都说人老先老腿，人一到年岁，腿脚就不灵便。可这腿是怎么个老法呢？我们这里说的腿，就是指膝盖。人上了年纪，膝关节作为主要的承重关节，往往最先出现明显的退行性病变，所以很多中老年人会觉得膝盖使不上劲，走路久了、使劲大了都会疼，一变天也难受，屈伸也不灵活了。这就是我们常说的膝骨关节炎，常见于长期运动劳损或是中老年人退行性病变。

秦某，男，62岁，是一名刚退休不久的老干部，退休后决定好好保养身体，开始打太极拳。练了一年，神清气爽，但膝盖开始觉得疼了，上厕所也蹲不下去，走时间长点或是着点凉都会不舒服。这就是常见的由劳损导致的膝骨关节炎，一般存在韧带钙化和骨质增生，是一种退行性病变。

葛大夫教您治疗：

11 拍打治疗手法

步骤一

拍打股根脉、股前脉、股外上下脉、胫侧双脉、腘脉、腘侧双脉，各拍打 5 分钟，约 200 下。

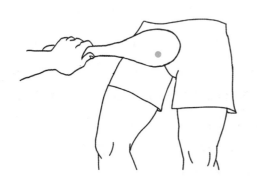 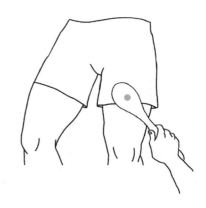

步骤二

拍打下肢四面，自上至下拍打，拍打 10 分钟，约 400 下。

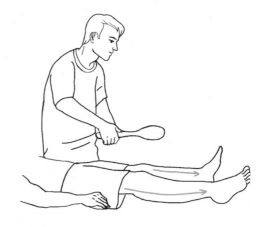

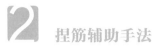

捏筋辅助手法

步骤一

　　用掌根压住患侧股根脉，感到下肢有轻微麻木即可放开，促进下肢供血。反复压5分钟。

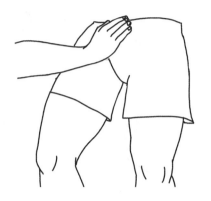

步骤二

　　用拇指点揉髌周八点脉，反复10分钟。

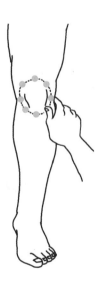

以上疗法每日做一到两次即可。

葛大夫教您拍打操：

扛鼎式、盘肘式、落地雷式、扶膝第三式：拍打患侧下肢四面。

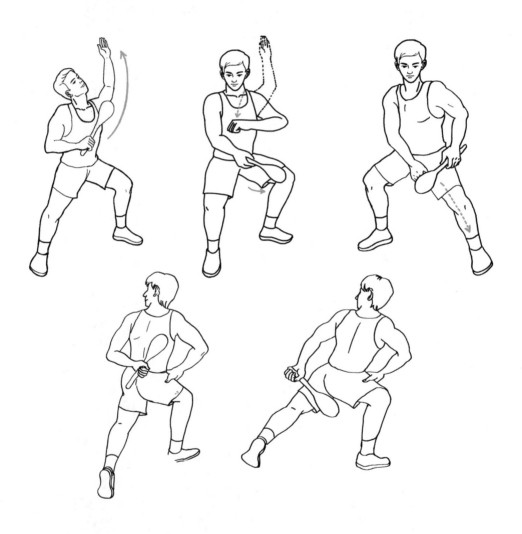

患者体会:

本想退休以后有空了，多锻炼锻炼身体，没想到一下把膝盖练成这样，现在走不了远路、蹲不下去，而且一到变天还会难受，到处看病还有很多地方建议我手术。学了葛大夫教的拍打疗法，每天在家自己拍打治疗三四次，到现在坚持了四五个月了，觉得膝盖舒服不少，也稍微灵便点了，下蹲没那么费劲了，速度不快的话，走路也不怎么疼了。

葛大夫小提示:

❶　膝关节病分很多种，比较常见的如半月板损伤或撕裂、髌下脂肪垫增厚、内外侧韧带损伤、十字韧带损伤、膝关节滑膜炎等，均可用此方法自我治疗。

❷　膝骨关节疾病不到必要时不建议做关节镜、手术等会破坏关节结构的治疗方法，容易加快退行性病变的速度。

❸　锻炼应多在未发病时进行，患膝骨关节炎后不建议做过多锻炼，会加速膝骨关节磨损退变。

三十、小腿抽筋（腓肠肌痉挛）

　　腰酸背疼腿抽筋，是我们常说的中老年人的特征，大家都认为人上了年纪容易缺钙，所以就经常会腿抽筋。的确，缺钙是小腿抽筋的一个重要诱因，但并不绝对。腿抽筋，医学上叫做腓肠肌痉挛，主要症状是腓肠肌骤然发生强直性痛性痉挛，牵掣、痛如扭转，持续数十秒至数分钟或更久。缺钙、寒冷刺激、过度疲劳、二氧化碳堆积、身体脱水、动脉硬化等都是引发因素。

　　程某，男，53岁，过了50岁之后，感觉自己身体不如以前了，走路上下楼都容易累，而且晚上睡觉经常会出现小腿抽筋；认为自己缺钙了，便吃了不少补钙的药，饮食上也做了调整，但是没什么效果，还是经常抽筋。其实，很多时候，小腿抽筋不是因为缺钙，要想改善这种情况，就从日常生活、自我保健上多注意。

葛大夫教您治疗:

 拍打治疗手法

步骤一

拍打胫侧双脉、腘脉、腘侧双脉、风门脉，各拍打 5 分钟，约 200 下。

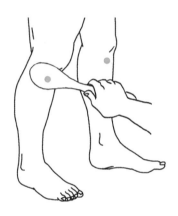 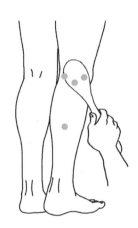

步骤二

拍打下肢四面，自上至下拍打，拍打 10 分钟，约 400 下。

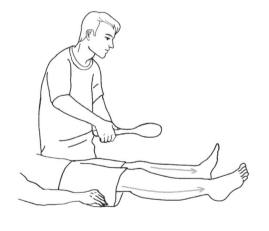

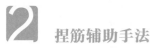

捏筋辅助手法

步骤一

双手手掌搓揉腓肠肌，放松肌肉，再单手拿揉腓肠肌，重点拿揉腓内侧脉，约 5 分钟。

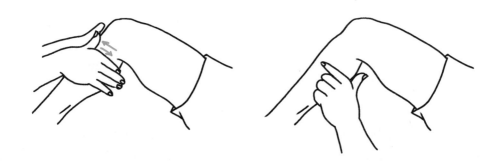

步骤二

用掌根从上至下用推法推小腿后面，反复 10 分钟。

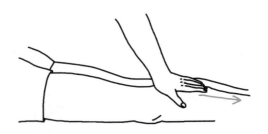

以上疗法每日早晚各做一次即可。

葛大夫教您拍打操:

扛鼎式、盘肘式、落地雷式、扶膝第三式:拍打下肢四面,放松肌肉的同时拉伸肌肉,减少二氧化碳的堆积。

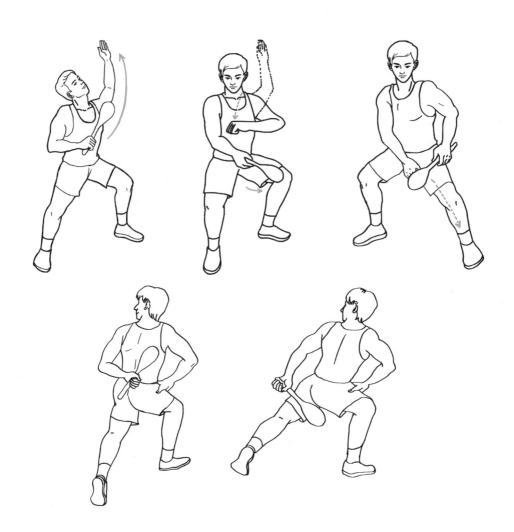

患者体会:

感觉上了年岁,腿脚不那么灵便,小腿也开始抽筋了,本来觉得这也不算什么病,补补钙就好,但是吃了很多补钙的药和食品,也没什么效果，还是经常抽筋，而且钙片吃多了以后胃也不舒服了。学了葛大夫教的拍打疗法，每天早晚在家自己拍打以后，感觉抽筋次数比以前少了很多，腿脚也比以前灵便一些了。

葛大夫小提示：

❶　小腿抽筋的因素很多，过度疲劳或全身大量出汗会导致小腿抽筋，过多睡眠和休息产生的二氧化碳堆积一样会导致小腿抽筋，所以要增加锻炼量，适当健身，但运动量不宜过大。　❷平时白天劳累后晚上睡觉前可以用拍子拍打下肢，肌肉丰厚处重点拍打，用拿揉法拿揉放松小腿肌肉，每天坚持十几分钟即可达到治疗和预防的效果。

❸　小腿抽筋非常常见，很多人都有此经历，并不是什么大病，不必因此而盲目补钙。此外，腓肠肌痉挛长时间不愈合会导致肌肉纤维化，使小腿肌肉更加僵硬，抽筋更加频繁。

三十一、脚腕疼（创伤性踝关节炎）

　　说起崴脚，相信几乎所有人都有过此经历，踝关节作为人体与地面接触的最重要的负重关节，走路、下楼梯、跳起落地的时候都可能会不小心扭到脚，但是很多时候在没有骨折或韧带撕裂的情况下，大多只是敷药消肿，然后依靠休息恢复。实际上，踝关节损伤后，很容易引起关节软骨的退变增生，造成创伤性关节炎。

　　邱某，女，33岁，半年前曾经下楼梯时扭了脚，当时脚腕肿胀疼痛，去医院检查，是软组织肿胀，于是回家冰敷消肿，休息了一段时间就没再管。一个月前，觉得脚腕处在走路的时候有些别扭，走路比较快的时候还会疼痛。这就是踝关节损伤继发的创伤性关节炎，之前的扭伤让踝关节里面的软骨在损伤刺激下增生退变，进一步影响了关节的活动，出现活动起来别扭、疼痛的症状。

葛大夫教您治疗:

1 拍打治疗手法

步骤一

拍打风门脉、踝前脉,各拍打 5 分钟,约 200 下。

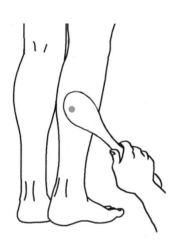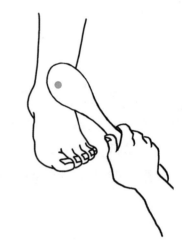

步骤二

拍打下肢四面,自上至下拍打,小腿后面肌肉丰厚处可重拍,拍打 10 分钟,约 400 下。

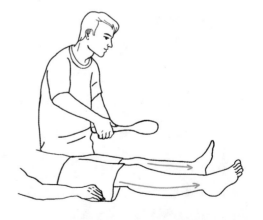

2　捏筋辅助手法

步骤一

　　点揉踝前脉、踝侧双脉、跟腱双脉，各 5 分钟。

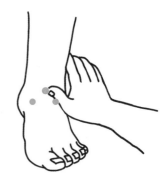

步骤二

　　用拇指点住踝前脉，转动踝关节，约 5 分钟。

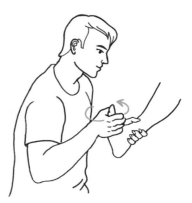

步骤三

　　用拇指点住踝侧双脉，转动踝关节，约 5 分钟，合并上一步骤，可以一定程度上改善关节活动度。

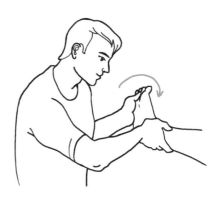

以上疗法每天早晚各做一次即可。

葛大夫教您拍打操:

　　扛鼎式、盘肘式、落地雷式、扶膝第三式：拍打下肢四面，促进下肢血液循环，踝关节不要拍打。

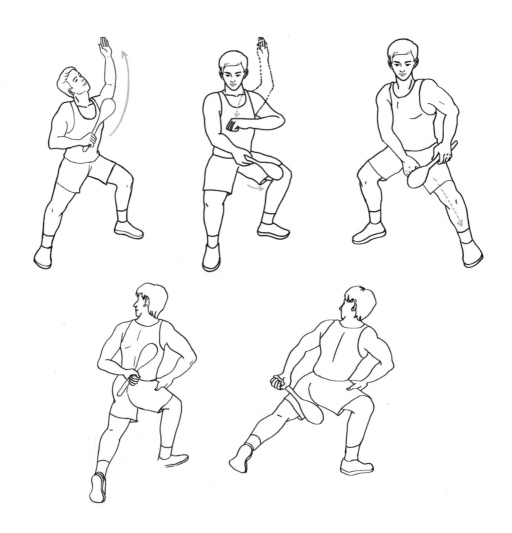

患者体会:

　　从小到大都以为扭了脚只要没骨折没有韧带断裂就没什么事，休息休息消了肿就好了，这回才知道还有创伤性关节炎这回事儿，走路很别扭，感觉得关节有一点不灵活，快走起来还会疼。学了葛大夫的拍打操以后，每天晚上看电视的时候都活动活动拍打拍打，拍打了将近一个月，感觉关节灵活了一些，走路不疼了，我还会坚持拍打下去的。

葛大夫小提示：

① 踝关节损伤后可能X光片上显示没有骨折和错位，但也会造成关节轻微的紊乱。时间长了以后，关节会产生不同程度的退变，形成创伤性关节炎，所以损伤后一定要适当活动关节，以免关节活动度变差。

② 踝关节损伤多伴有"筋出槽"，如不及时复位后果很严重，会造成陈旧性创伤性关节炎，所以要及时进行诊疗。

③ 踝关节损伤后不宜过多活动，少走路，等完全康复后再行走、活动，以免造成创伤性关节炎或慢性滑囊炎。

三十二、脚后跟疼（跟腱炎）

"行万里路，读万卷书"是很多人的梦想，然而读万卷书易，行万里路难，因为我们的脚，往往承受不了这样的辛劳。跟腱炎，是足部非常常见的一种疾病，多由过度运动损伤而导致跟腱发炎，步行时会加重。

秦某，男，21 岁，喜欢慢跑、登山，两个月前一次登山后开始觉得脚跟酸疼，脚后跟微微发肿，按压会更疼。养了半个多月，疼痛也没什么减轻，每天起床或步行的时候疼痛还会加重。用了冰敷和膏药也没起色，去医院打了封闭，当时不疼了，但是过了几天又开始疼，给他带来了很大的困扰。这就是我们所说的跟腱炎，顾名思义，就是跟腱发炎了，一般是因为运动过度或运动前准备活动不够而使小腿腓肠肌和跟腱承受过大压力，引起炎症。

葛大夫教您治疗：

拍打治疗手法

步骤一

　　拍打腘侧双脉、风门脉及足心，各拍打 5 分钟，约 200 下，足心拍打力度可稍重。

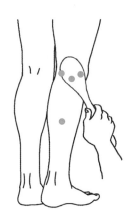
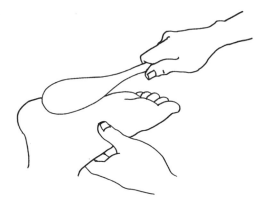

步骤二

　　拍打下肢四面，自上至下拍打，小腿肌肉丰厚处可重拍，拍打 10 分钟。

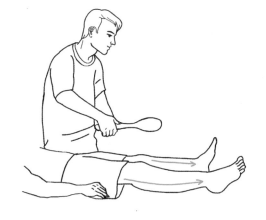

2 捏筋辅助手法

步骤一

　　双手手掌搓揉腓肠肌，放松肌肉，再单手拿揉腓肠肌，各 5 分钟。

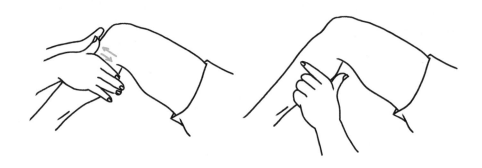

步骤二

　　用手指点揉跟腱双脉，点揉
5 分钟，约 200 下。

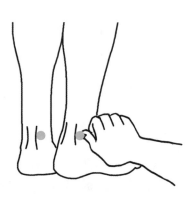

以上疗法每日早晚各一次即可。

葛大夫教您拍打操：

扛鼎式、盘肘式、落地雷式、扶膝第三式：拍打下肢四面，放松肌肉，伸展腓肠肌，减轻跟腱压力。

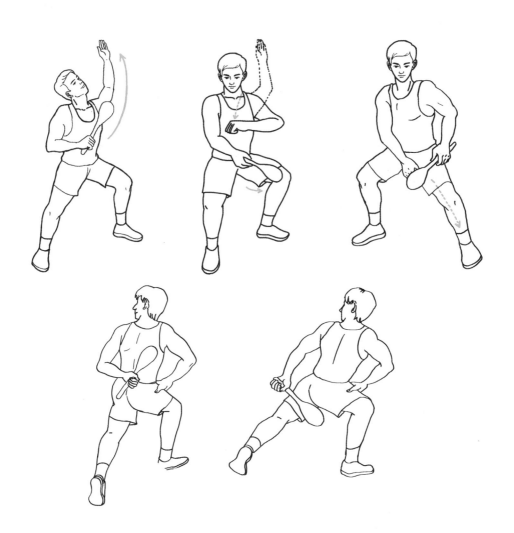

患者体会：

从很小就喜欢登山，很多时候还是一路小跑，有时候感觉脚跟比较累，但休息后就好了。这回越来越重，休息后也没什么好转，冰敷、膏药、封闭都试过了，效果都很有限。学了葛大夫教的拍打疗法后，自己在家每天拍打，还配合上拍打操，现在好多了，早上起床不怎么疼了，走路更是没事了。

葛大夫小提示：

❶ 很多跟腱炎往往因为在硬质地面上跑步或是鞋子太硬引发的，所以要适当注意。

❷ 运动前一定要先做好准备活动，不然小腿腓肠肌突然承受太大压力很容易导致跟腱炎。

❸ 跟腱炎要积极自我治疗，长期不愈的跟腱炎会造成跟腱骨化，使跟腱僵硬，踝关节活动功能发生障碍。

三十三、脚跟底部疼（跟骨下滑囊炎）

　　曾有一个智者说过，"使人疲惫的不是远方的高山，而是你鞋里的一粒沙"，这句富含哲理的话也告诉我们，要走更远的路途，就要更好地保护我们的脚。足部疾病最常见的就是跟骨骨刺，骨刺会刺激跟骨下方的滑囊产生炎症、肿胀，引起疼痛，走路时脚跟着地也会让疼痛加重，这就是医学上称为跟骨下滑囊炎的足部疾病。

　　陈某，女，30岁，公司职员，平时上班总是穿高跟鞋，有时下班挤地铁站的时间长一些会觉得脚底非常酸痛。一周前突然觉得脚跟底下开始疼得厉害，走起路来会加重，即使穿平底鞋也不行。脚跟底部发现有一处肿胀，用手指按压会疼。这正是因为长期穿高跟鞋，足底筋膜处于高张力状态，牵拉骨膜促进了跟骨骨刺生成，刺激滑囊引发跟骨下滑囊炎。

葛大夫教您治疗:

1 拍打治疗手法

步骤一

　　自上至下拍打腘侧双脉、风门脉、脚跟周围及足心，各拍打 5 分钟，约 200 下，足心拍打力度可稍重。

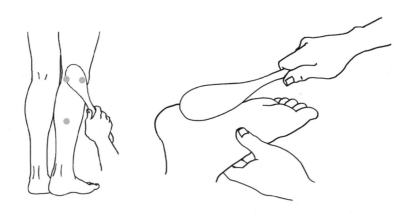

步骤二

　　拍打下肢四面，自上至下拍打，小腿肌肉丰厚处可重拍，拍打 10 分钟，促进下肢循环，加快炎症吸收。

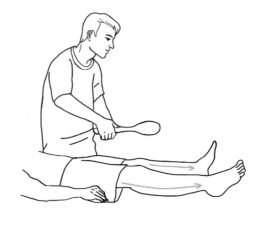

2 捏筋辅助手法

步骤一

　　用手指点揉跟腱双脉，点揉 5 分钟，约 200 下。

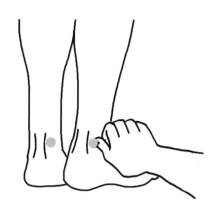

步骤二

　　用手掌搓足心，避开肿胀疼痛处，搓揉约 5 分钟。

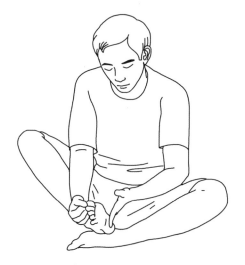

以上疗法每日一次即可。

葛大夫教您拍打操：

　　扛鼎式、盘肘式、落地雷式、扶膝第三式：拍打下肢四面，放松肌肉，促进下肢血液循环，加快炎症吸收恢复。

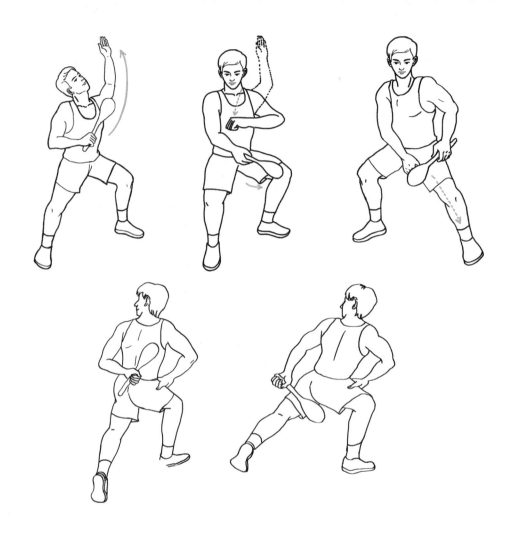

患者体会：

　　因为觉得穿高跟鞋好看，几乎每天上下班都穿着高跟鞋，有时候坐车站久了确实不舒服，一直没怎么管。现在疼起来根本连路都不敢走，用了很多种膏药和洗剂，还是疼。后来学了葛大夫的拍打操，在家没事就拍拍打打，大约一个星期吧，就不那么疼了，走路也好多了，以后不敢总穿高跟鞋了。

葛大夫小提示：

❶　长期穿高跟鞋可能引发诸多腿、脚部疾病，所以患跟骨下滑囊炎的患者严禁穿高跟鞋，穿鞋时要保证鞋底柔软、厚实，对跟骨下滑囊炎有一定预防作用。

❷　跟骨下滑囊炎长期不愈合会进一步促进跟骨骨刺的发展，从而使病情加重。

❸　疼痛不剧烈时，可自行用钝面硬物硌跟骨疼痛处，每天两次，每次5分钟，对缓解疼痛有一定作用。

三十四、脚底疼（跖腱膜炎）

跟骨骨刺导致的跟骨下滑囊炎作为最常见的足部疾病为大家所知，但是同样是脚底疼，却不一定都是跟骨骨刺导致的，一定要注意区分。跖腱膜炎就是一种很容易同跟骨下滑囊炎混淆的足部疾病，主要见于运动量较大或者体重超重的人，这类人群走路时跖腱膜受的压力更大，容易劳损产生炎症。

齐某，男，29 岁，体力工作者，半年前出现脚底疼痛，逐渐加重，早上刚起床的时候尤其剧烈，活动一会儿会减轻一些，走路时有时也会疼，发展到现在每走一步都觉得疼。以为是跟骨骨刺导致的，去医院打了封闭也没能缓解疼痛，其实这不是跟骨骨刺导致的问题，而是跖腱膜炎。跖腱膜炎与跟骨骨刺最大的区别在于跖腱膜炎的疼痛多发于足底内侧面，应注意鉴别。

葛大夫教您治疗：

1 拍打治疗手法

步骤一

　　自上至下拍打腘侧双脉、风门脉及足心，各拍打 5 分钟，约 200 下，足心拍打力度可稍重。

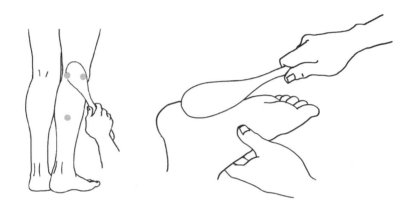

步骤二

　　拍打下肢四面，自上至下拍打，促进下肢循环，加快炎症吸收。

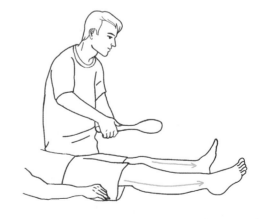

捏筋辅助手法

步骤一

用手指点揉踝侧双脉，点揉 5 分钟，约 200 下。

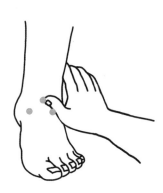

步骤二

用手掌搓足心，避开肿胀疼痛处，搓揉约 5 分钟。

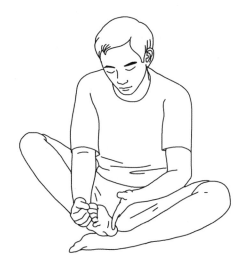

以上疗法每日一次即可。

葛大夫教您拍打操：

扛鼎式、盘肘式、落地雷式、扶膝第三式：拍打下肢四面，放松肌肉，促进下肢血液循环，加快炎症吸收恢复。

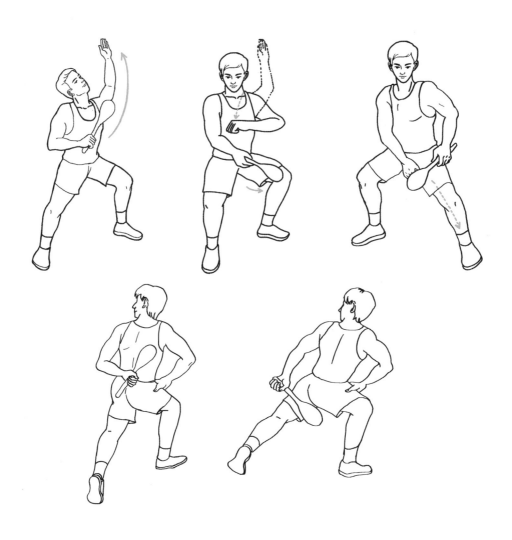

患者体会：

　　去了几个医院检查，都是当跟骨骨刺诊断的，打了封闭也没什么效果，走起路来疼得厉害，工作都耽误了。学了葛大夫教的拍打疗法以后，在家自己治疗感觉好多了，早上起来疼得不厉害了，也能正常走路了。

葛大夫小提示：

① 注意区别跟骨下滑囊炎和跖腱膜炎，对症治疗。

② 运动量过大或体重过重都会导致跖腱膜炎，要注意适当减少运动量和控制体重。

三十五、肺系病症

感冒：

感冒可以说是我们最常见的疾病了，实际上感冒是一种很笼统的叫法，西医认为，感冒多数是细菌或病毒传染导致的；而中医里说的感冒，一般是风寒暑湿等外邪引起的一系列病症，比如咳嗽、咽痛、打喷嚏、全身乏力甚至发热等等。

从现代医学上讲，免疫力低下往往是感冒的主要原因。现代人工作压力大、经常劳累、缺乏锻炼、环境污染严重，这些都会让外邪更容易侵袭我们的身体。葛式拍打疗法，就是在拍打中提高自身的免疫功能，还能增强体力，抵御外邪，这样既可以治疗感冒，又可以在平时预防感冒。

在我们自己拍打的时候，拍打的力度也是有讲究的：轻一点拍打，可以解除疲劳，预防感冒；稍微重一些拍打，可以产生一些轻微的疼痛感，全身气血会处在一种兴奋的状态，并且在拍打过程中可能还会出汗，对治疗感冒有很明显的效果。有些人，体质弱，可能周围随便谁有点感冒，他都容易被传染，那么通过葛式拍打疗法，每天拍打，会对体质、免疫力有所提高。

葛大夫教您治疗:

11 拍打治疗手法

步骤一

　　拍打背后三条线，按先照中间后两边的顺序，从上往下反复拍打，拍打到觉得后背发热、放松就可以了。

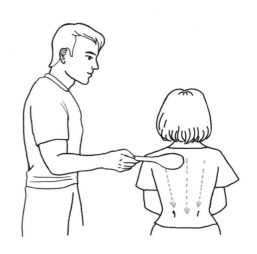

步骤二

　　拍打上肢四面，从肩膀拍到手心，反复拍，拍到肘窝和手心的时候要加重一些，拍到胳膊觉得松快，手心发热就可以了。

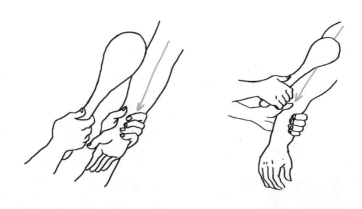

步骤三

拍打下肢四面，从大腿根拍到脚心，脚心和腘窝可以重拍，拍到下肢发热，感到血流通透了就达到效果了。

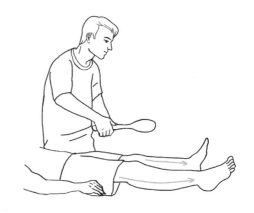

2 捏筋辅助手法

感冒的时候，如果鼻涕流得比较多，可以用双手中指点揉鼻侧脉、颧下脉；如果伴有眼睛酸疼、睁不开、流泪的，可以点揉眉头脉和太阳脉；如果嗓子疼、咳嗽比较严重，可以点揉人迎脉，有缓解作用；全身发疼的病人呢，可以自己搓手心、脚心、肘窝、腘窝以及腹股沟，用单掌掌缘后溪的位置去搓擦另一边，觉得全身发热，血流加快了，感冒也就缓解得快了；发烧的病人，可以让家人帮忙用手掌搓背后三条线，可以适当加重力度，背后三条线处搓得发红发热，会对发烧的恢复起到很好的效果。

葛大夫教您拍打操：

冒顶式：拍打背后三条线，舒活气血，提高身体免疫力。

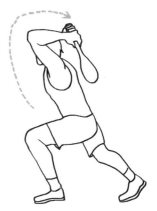

以上疗法每日一次即可

> **葛大夫小提示：**
>
> 　　拍打的主要目的是提高自身免疫功能，增加皮肤抵御外邪能力，从而达到防治疾病的目的。

咳嗽：

　　咳嗽是人体呼吸道疾患中最常见的症状之一，感冒、咽炎、咽部受冷风刺激都可以成为引发咳嗽的因素。在治疗上以点揉脉位为主，在止咳的同时还可以对慢性咽炎等起到治疗作用。

葛大夫教您治疗：

拍打治疗手法

步骤一

　　拍打背后三条线，按照先中间后两边的顺序，从上往下反复拍打，拍打时间不限，觉得后背发热、放松就可以了。

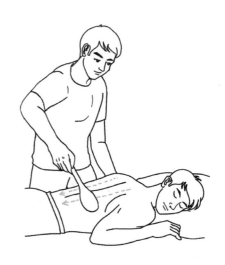

步骤二

　　拍打夹脊，用拍子从上到下拍打紧贴脊柱两侧的夹脊，从上至下反复拍打，拍打后 5 ～ 10 遍即可，通过拍打刺激督脉及腧穴和脏器。

步骤三

　　拍打两侧的肘窝、腘窝、手心、脚心，用力可以稍重，拍打时间不限，感到拍打处有发热感舒适感即可。

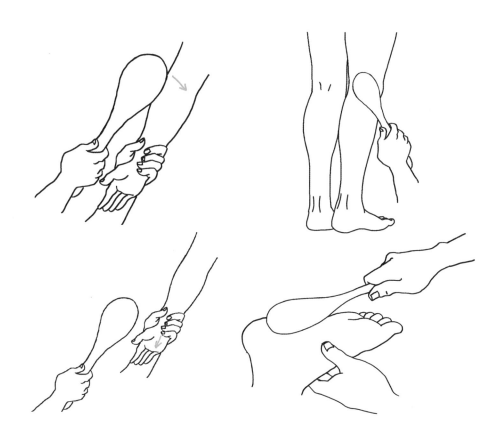

步骤四

　　用双手中指同时点揉两侧人迎脉，约5分钟即可，咽部应感到放松感。

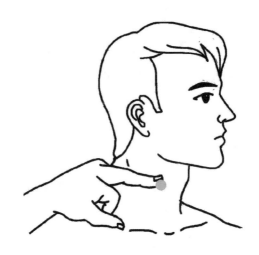

以上治疗方法每天早晚两次即可。

葛大夫教您拍打操：

冒顶式：拍打背后三条线，重点拍打平心脉周围，舒活气血，缓解炎症，有痰的患者拍打背后三条线可促进消痰。

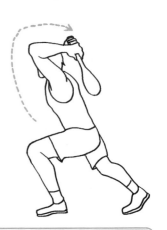

葛大夫小提示：

❶ 部分患者拍打后可能会引起咳嗽加重，这类患者以点揉脉位为主。

❷ 自我捏筋拍打疗法能起到缓解症状、促进恢复的作用，但是症状严重的患者还是要配合药物治疗。

三十六、心脑病症

心悸:

心悸主要指心跳异常、心慌,多指不因惊吓而自发的心跳不宁、心烦不安、不能自主等临床症状。很多时候,没有明显的原因,也会出现心悸、心慌、胸闷、气短,往往是一种交感神经失调的症状,睡眠不好、血液循环差、劳累、生气都可能导致心悸。在自我治疗前首先要排除器质性病变,如心梗、冠心病等并不适合拍打。

葛大夫教您治疗:

1 拍打治疗手法

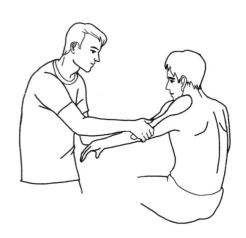

步骤一

拍打背部平心脉,约100下。

步骤二

　　拍打背后三条线，按照先中间后
两边的顺序，自上至下拍打，拍打
5 ～ 10 分钟，拍打约 200 ～ 400 下。

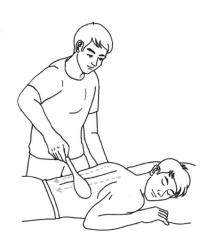

2 捏筋辅助手法

步骤一

　　点揉肩胛暗脉、平心脉以及脊柱两侧的夹脊处，三个点应该成
一个等边三角形，我们又把它们合称为平心三脉，其中肩胛暗脉可
以作为重点点揉，点揉时感到脉位有酸胀感即可。

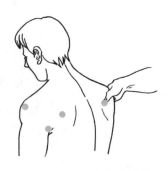

步骤二

　　点揉剑突脉，力度不宜过大，有轻微酸胀感即可，点后有放松感。

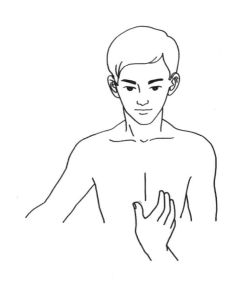

步骤三

　　部分患者会有恶心、想呕吐的感觉，这种时候就可以点揉颈后三脉，力度不要太重，点揉后恶心呕吐感应减轻，之后点揉止胃痛四点脉，感到酸胀即可。

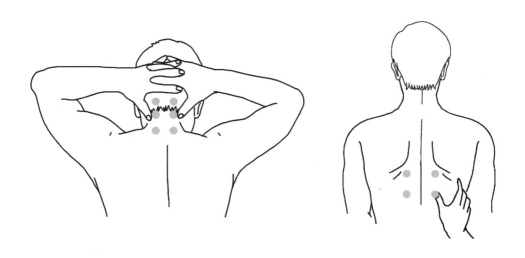

以上治疗方法每天一到两次，发作时可以做。

葛大夫教您拍打操:

冒顶式：拍打背后三条线，重点拍打
平心脉周围，舒活气血，缓解心悸。

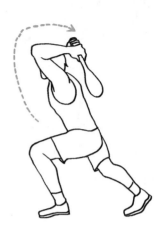

葛大夫小提示:

这里讲的心悸多因交感神经失调及颈椎病引起，真正有器质
性病变的患者还是要到医院找专业大夫诊治。

高血压：

高血压在现代是一种非常常见的疾病，不宜控制，易反复，而且长期血压高容易导致心、脑、肾的损害，困扰了诸多中老年人。到底什么是高血压呢？它固然是一种病，但有些情况下，它也是一种症状，人紧张的时候，血压会高；人剧烈运动过后，血压会高；感冒的时候，血压也会高；很多时候，往往是因为末梢血管的循环变差，才造成了高血压的状态。末梢循环不好，回心血量就增加，血压一定会增高，如果我们每天拍打手心脚心，让末梢血管都得到充分扩张，末梢血液循环改善了，血压自然就下去了。

葛大夫教您治疗：

1 拍打治疗手法

步骤一

拍打背后三条线，按照先中间后两边的顺序，从上至下反复拍打。可拍打较长时间，拍打后背后会有发热感。

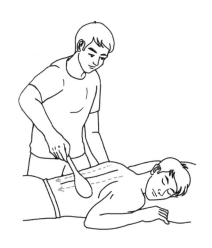

步骤二

拍打上肢四面，从肩部拍至手心，力度由轻渐重反复拍打，掌心要重拍，拍到胳膊和手心都发热，感觉血流加快为佳。

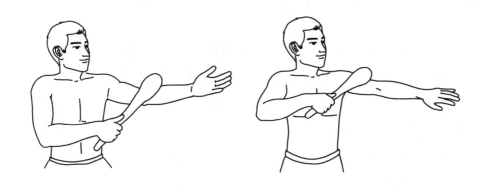

步骤三

　　拍打下肢四面，从大腿根到脚心从上到下反复拍打，脚心要重拍，拍打到脚心有冒热气感为止。

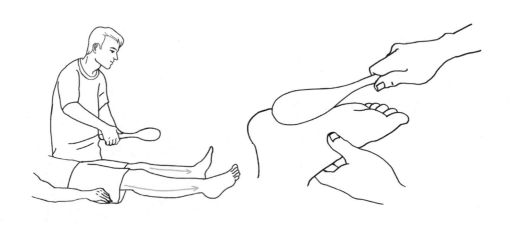

2 捏筋辅助手法

　　用立掌搓法，快速搓掌心、脚心，搓到有强烈发热感为止。

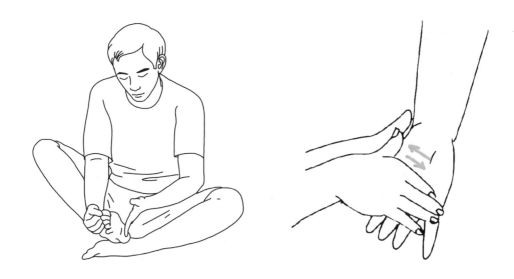

以上治疗方法一天可以视条件做两次到三次。

葛大夫教您拍打操：

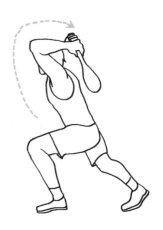

❶ 冒顶式：拍打背后三条线，刺激正中神经，促进全身循环。

❷ 冲天炮第一及第二式、穿心炮式、雕手式、小冲天炮式：拍打上肢四面，改善上肢循环。

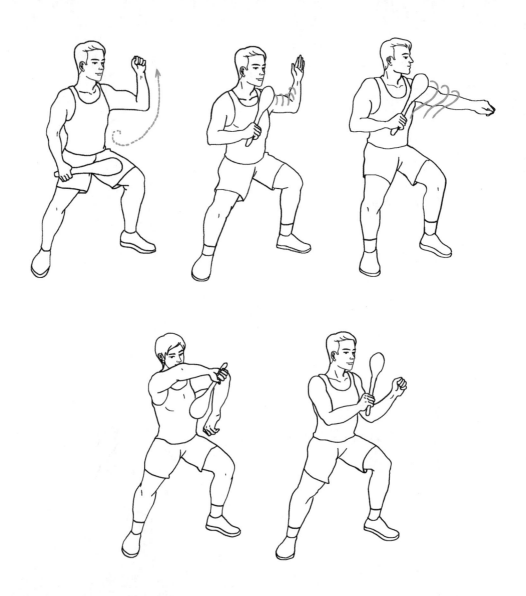

❸　扛鼎式、盘肘式、落地雷式、扶膝第三式：拍打腰部及下肢四面，促进下肢循环，舒活气血。

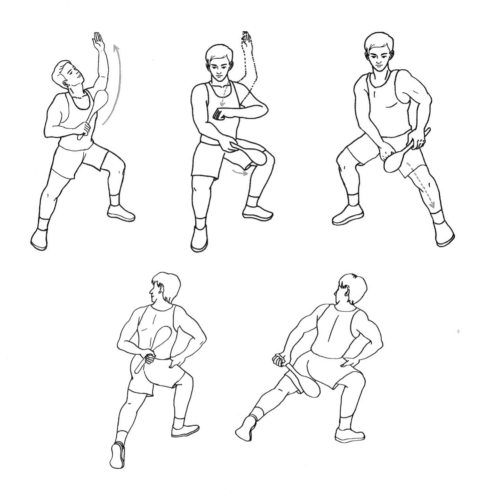

葛大夫小提示：

❶ 保持体型，多运动，拍打操本身也是一个锻炼的过程。

❷ 控制高血压的药物起到的作用也是扩张血管，但是会强行扩张刺激血管，拍打要比药物健康，每天靠拍打让末梢血液循环改善，末梢血管扩张充盈，增加弹性，可以更好地控制血压。但拍打疗法不能取代药物，治疗期间药不能停服，可在医嘱下酌情调整。

三十七、气血津液病症

糖尿病：

　　现代人的生活节奏越来越快，也越来越辛苦，往往缺乏良好的生活作息习惯，饮食不节，运动不足，糖尿病的发病率逐年增高，成为最常见的慢性病之一。糖尿病在中医属"消渴"范畴，多因饮食不节和情志失调引起，常见多饮、多食、多尿、形体消瘦等表现症状，长期得不到改善会影响心脑血管，以及引发肝肾等诸多器官并发症。其实糖尿病简单来看，就是一种代谢上的问题，很多并发症起初都是因为血糖血脂控制不佳导致的，通过我们自己的拍打，可以改善血液循环，对控制血糖血脂都有良好的作用。

葛大夫教您治疗：

 拍打治疗手法

步骤一

　　拍打背后三条线，按照先中间后两边的顺序，从上至下反复拍

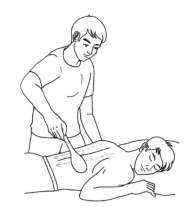

打。可拍打较长时间，拍打后背后会
有发热感。

步骤二

　　拍打上肢四面，从肩部拍至手心，力度由轻渐重反复拍打，掌
心要重拍，拍到胳膊和手心都发热，感觉血流加快为佳。

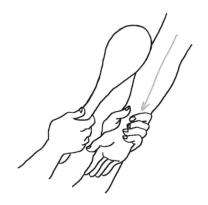
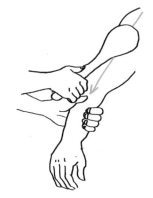

步骤三

　　拍打下肢四面，从大腿根到
脚心从上到下反复拍打，脚心要重
拍，拍打到脚心有冒热气感为止。

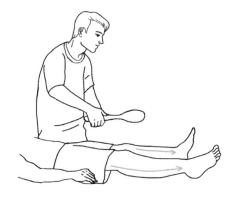

2 捏筋辅助手法

立掌快速搓掌心、脚心，搓到有强烈发热感为止。

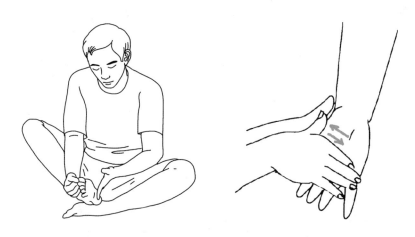

以上治疗方法一天可以视条件做两次到三次。

葛大夫教您拍打操：

❶ 冒顶式：拍打背后三条线，刺激正中神经，促进全身循环，改善气血。

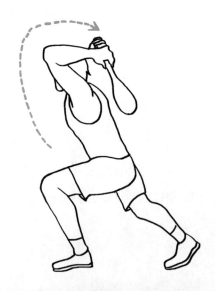

❷ 冲天炮第一及第二式、穿心炮式、雕手式、小冲天炮式：拍打上肢四面，促进上肢循环，改善末梢供血。

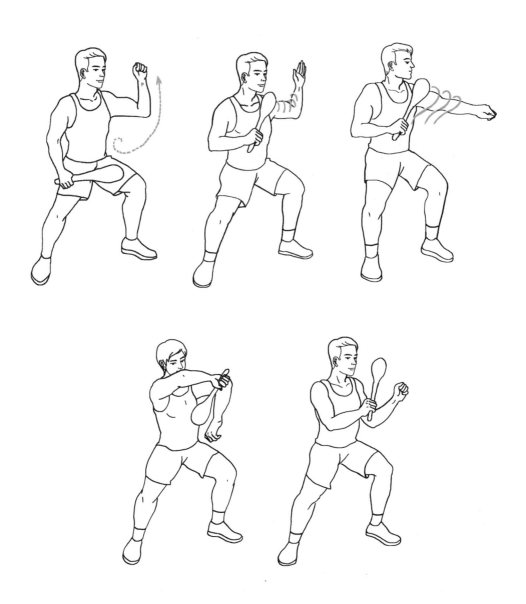

❸　扛鼎式、盘肘式、落地雷式、扶膝第三式：拍打腰部及下肢四面，促进下肢循环，改善末梢供血。

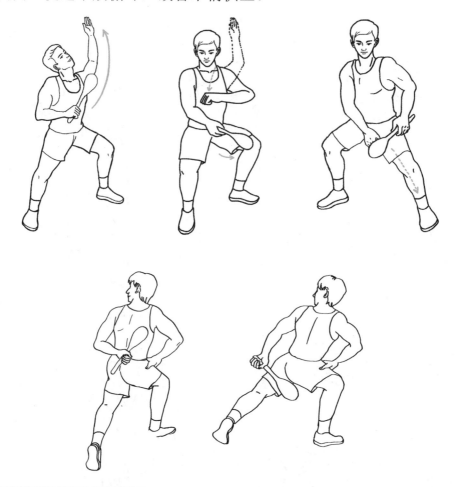

葛大夫小提示：

❶　糖尿病患者在控制饮食的同时一定要加强锻炼，老年人可以采用慢走散步等方式，拍打操本身也是一种锻炼健身的好运动。

❷　拍打疗法不能取代药物，患者采用的口服药物或胰岛素等不能停用，可结合病情控制情况，在医嘱下进行调整。

三十八、消化系统病症

胃痛:

很多人都有过胃痛的经历,胃痛其实也是一种症状,很多原因都可以引起胃痛。过度饱食、饥饿、溃疡、胃炎、冷热刺激造成胃部的痉挛等,都会导致胃痛。通过拍打治疗,可以顺气祛寒,缓解痉挛,改善胃痛的症状,还可以调理胃气,以达到预防的作用。

葛大夫教您治疗:

1 拍打治疗手法

步骤一

拍打背后三条线,按照先中间后两边的顺序,从上至下反复拍打。

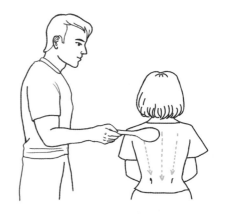

步骤二

重点拍打止胃痛四点脉，力度不要过重，拍打后局部有放松、发热感即可。

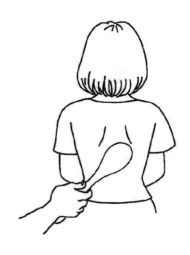

2 捏筋辅助手法

步骤一

点揉剑突脉，用中指点剑突脉，点住后环状揉动，力度不要太重，点揉后应有舒适感，部分有胃胀气的患者可以感到胀气感得到改善。

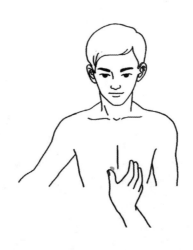

步骤二

　　点揉止胃痛四点脉，如自己点不到可以让家人帮助，点揉时局部应有酸胀感，点揉后胃部痉挛疼痛应有缓解。

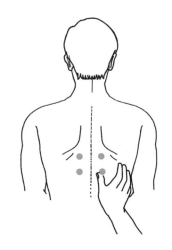

步骤三

　　用掌心压在剑突脉上，用手的温度捂热剑突脉，胃部会产生舒适感，可持续 5 ～ 10 分钟。

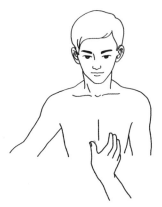

以上治疗一天做一次即可，急性发作患者可以在发作时做。

葛大夫教您拍打操：

　　冒顶式：拍打背后三条线，重点拍打止胃痛四点脉周围，刺激正中神经，解除痉挛，减轻疼痛。

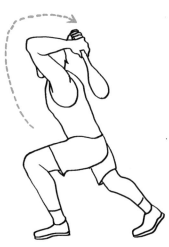

葛大夫小提示:

① 饮食上一定要注意，有溃疡的病人，注意不要吃太多酸性或能刺激胃酸分泌的食物，会导致溃疡面扩大。

② 慢性胃炎的病人要注意保养胃，避免冷热刺激损伤胃粘膜。

③ 每天自己进行捏筋拍打治疗，长期坚持会加强胃局部的血液循环，促进胃粘膜的自我修复和炎症吸收，增加胃的弹性，改善胃的功能。

④ 肿瘤等引起的胃痛禁止拍打治疗。

便秘：

便秘是非常常见的一种临床症状，主要表现为排便次数减少、粪便量减少、粪便干结、排便费力等。很多种因素都可以导致便秘，比如肠蠕动变慢或者饮水过少，食物残渣在大肠中没等排出去，水分就已经被吸收完了，粪便干结成块导致排便困难；或是部分长期肠胃功能差的患者，可能在大肠中有肠息肉、肿瘤等阻碍排便；也有些病人进行手术后出现肠粘连，这些都可能导致便秘的出现。

葛大夫教您治疗：

1 拍打治疗手法

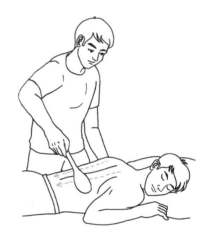

步骤一

拍打背后三条线，按照先中间后两边的顺序，从上至下反复拍打，拍打到背部发热就可以了。

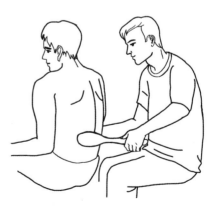

步骤二

反复拍打腰骶部的骶侧上下脉，可以重拍，刺激马尾神经，促进便意的产生。

2　捏筋辅助手法

步骤一

　　用单掌掌心沿顺时针方向环形揉搓腹部，促进胃肠蠕动。

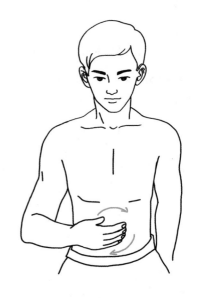

步骤二

　　点揉双侧骶侧上下脉，有酸胀感为度，刺激马尾神经，对排便有促进作用。

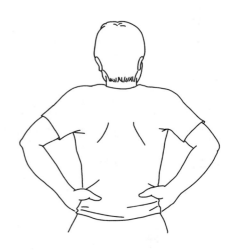

时间允许的情况下随时可以进行顺时针搓揉，其他疗法每天两次即可。

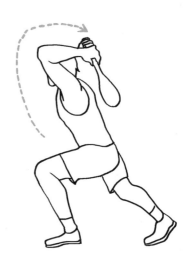

葛大夫教您拍打操：

冒顶式：拍打背后三条线，刺激正中神经，促进全身循环，改善气血。

葛大夫小提示：

❶ 便秘患者应先确定自己便秘的病因，如果有器官病变还是应该去医院就诊。

❷ 患者应注意调节饮食、生活、运动等习惯，吃饭要按时按顿吃，适当运动，都可以保护肠胃功能，对便秘的情况会有所改善。

❸ 单掌揉腹部的时候，不要两个方向交替揉，只沿顺时针揉即可，顺时针揉动与肠道蠕动排便的方向相同，可以促进胃肠功能。

❹ 每天坚持固定时间排便，养成长期习惯，配合拍打法效果更好。

腹泻：

腹泻是一种常见症状，俗称"拉肚子"，是指排便次数明显超过平日习惯的频率，粪质稀薄，水分增加，是胃肠功能紊乱的一种表现。肠道发生炎症而导致肠黏膜应激性增加，吸收功能减弱或者经常吃冷食导致肠胃痉挛，都可导致腹泻。虽然腹泻和便秘看似是相反的两种症状，但都源于肠胃功能紊乱、减弱，所以我们在治疗腹泻的时候，和便秘一样，都以促进肠胃功能恢复为主。

葛大夫教您治疗：

1 拍打治疗手法

步骤一

拍打背后三条线，按照先中间后两边的顺序，从上到下反复拍打，拍打到背部发热就可以了。

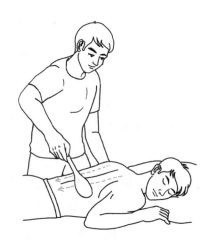

步骤二

反复拍打腰骶部的骶侧上下脉，可以重拍，刺激马尾神经，促进肠胃功能恢复。

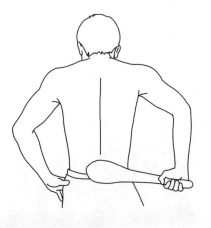

2　捏筋辅助手法

步骤一

用单掌掌心沿顺时针方向环形揉搓腹部，揉搓 10 分钟以上，促进胃肠功能恢复，改善肠胃痉挛。

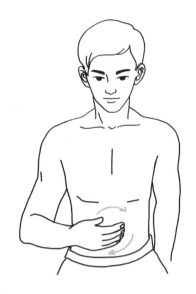

步骤二

点揉双侧骶侧上下脉，有酸胀感为度，刺激马尾神经，点揉约 3 ～ 5 分钟即可。

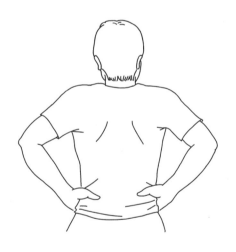

时间允许的情况下随时可以进行顺时针搓揉，其他疗法每天两次即可。

葛大夫教您拍打操：

冒顶式：拍打背后三条线，重点拍打止胃痛四点脉周围，促进肠胃功能。

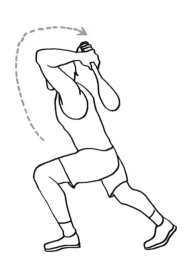

葛大夫小提示：

❶ 腹泻患者应该注重调节饮食、生活习惯，吃饭要按时按顿吃，可以保护肠胃功能，并利于功能的恢复，对腹泻的情况会有所改善。不要过多吃冷食、辛辣等刺激性食物，会影响肠胃功能。

❷ 所有肠胃功能方面的病症，都可以通过刺激腰骶部马尾神经来调节。

❸ 无论腹泻还是便秘，都要顺时针搓腹部，对于便秘，顺时针揉可以促进肠蠕动，加快排便；对于腹泻，顺时针揉能起到增强肠胃功能，并促进功能的恢复作用，从而改善腹泻症状。

三十九、儿科病症

小儿食积厌食：

很多孩子都有过不爱吃饭的问题，家长也往往为此操了不少心。一般来说，我们都把这类问题叫做小儿食积厌食。其实，这也分两种情况。第一种就是给孩子吃得太多，孩子撑着了，吃下去的食物消化不掉，这就属于食积；另一种就是给孩子吃的东西太杂或太频繁，使孩子对某些食物有厌恶感，从而产生一种看见食物没有食欲，不想吃的状态，这就属于厌食。在治疗上，无论是食积还是厌食，都应该以促进消化、促进肠胃蠕动和排空为主要目的。

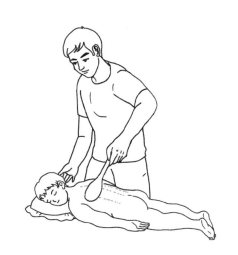

葛大夫教您治疗：

 拍打治疗手法

步骤一

拍打背后三条线，按照先中间后两边的顺序，从上至下反复拍打，力度稍轻，孩子感到背后有放松感为佳。

步骤二

　　拍打腰骶部，力度要轻，刺激马尾神经，帮助促进孩子产生便意。

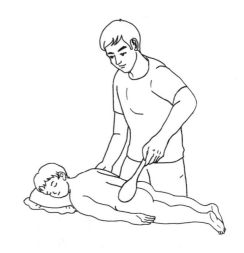

2 捏筋辅助手法

步骤一

　　捏脊法：家长可用传统的捏脊手法，沿孩子的背后三条线，从下至上捏，可反复 2～3 遍，治疗后应可听到孩子腹中开始出现肠胃蠕动音，也有的孩子治疗后即可产生便意，排便后即产生食欲。

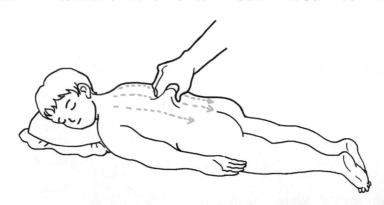

步骤二

　　家长可将掌心搓热，然后单掌沿顺时针方向环形揉搓孩子腹部，力度稍轻，反复揉搓约 10 分钟，促进胃肠功能。

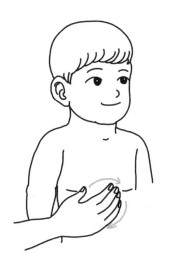

以上治疗方法每天2～3次即可。

葛大夫小提示：

❶　孩子不想吃的时候不要强行逼迫孩子，导致孩子厌食情绪加重。

❷　可以适当让孩子加强运动，运动会进一步促进消化。

❸　注意配合捏筋的手法以及捏脊。

小儿遗尿：

小儿遗尿是一种普遍的现象，通常指 5 岁以上的小儿不能自主控制排尿，经常睡中小便自遗、醒后方觉的一种病症，俗称"尿床"。有的孩子甚至到了十几岁仍然会发生遗尿，中医认为孩子肾气尚未发育全，膀胱虚冷，气化失职，通调水道功能失常而发生遗尿。遗尿很多时候是年龄问题，到了一定年龄自然就会好转，这种情况下家长不应责怪孩子，应该顺其自然。很多孩子被家长责骂后增加了心理负担，晚上睡觉时总琢磨着怕自己又尿床，越怕就越精神紧张，睡不踏实，到了极度疲劳的状态以后可能突然进入沉睡，往往就会发生遗尿。

葛大夫教您治疗：

1 **拍打治疗手法**

反复拍打骶侧上下脉，力度宜轻，拍打约 5 ～ 10 分钟，孩子应感到腰骶部发热。

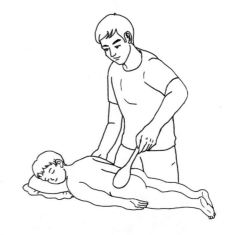

② 捏筋辅助手法

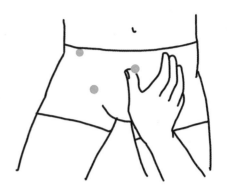

拇指点揉双侧止尿脉、股根脉、脐下三指脉，用力不要过重，孩子有酸胀感即可。

葛大夫小提示：

① 孩子尿床是正常现象，家长千万注意不要给孩子心理压力，顺其自然，不要责怪孩子，要理解并且正面帮助孩子。

② 除了点揉止尿脉和股根脉以外，可以适当为孩子热敷小腹，重点热敷脐下三指脉周围。

小儿泄泻：

小儿泄泻是一种儿科常见病症，一般可见孩子吃什么就拉什么，大便呈水样或乳糜样，俗称"拉奶肚子"。其实这是孩子肠胃功能弱，对食物不吸收的一种表现，一般多因为给孩子吃的饮食冷热不适，产生了肠胃痉挛或者胃粘膜的慢性炎症。

葛大夫教您治疗：

1 拍打治疗手法

步骤一

拍打背后三条线，按照先中间后两边的顺序，从上至下反复拍打，拍打到孩子感觉背部发热就可以了。

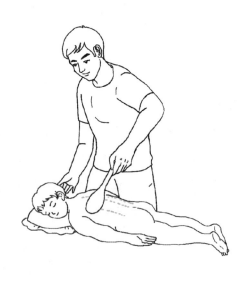

步骤二

反复拍打腰骶部的骶侧上下脉，可以稍加力度，刺激马尾神经，促进胃肠功能恢复。

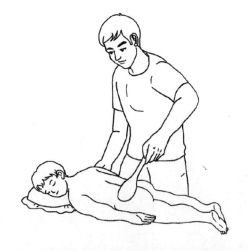

2 捏筋辅助手法

步骤一

家长可将掌心搓热，然后单掌沿顺时针方向环形揉搓孩子腹部，力度稍轻，反复揉搓约10分钟，促进胃肠功能恢复。

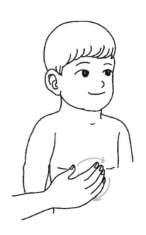

步骤二

点揉双侧骶侧上下脉，力度不要过重，以孩子感到有酸胀感为度，刺激马尾神经，对胃肠功能恢复有促进功能。

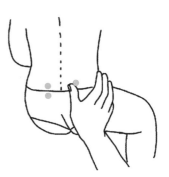

时间允许的情况下随时可以进行顺时针搓揉，其他疗法每天两次即可。

葛大夫小提示：

❶ 无论腹泻还是便秘，都可以通过点揉拍打骶侧上下脉来刺激马尾神经，调节肠胃功能。

❷ 无论腹泻还是便秘，都要顺时针搓腹部，对于便秘，顺时针揉可以促进肠蠕动，加快排便；对于腹泻，顺时针揉能起到增强肠胃功能，并促进功能恢复的作用，从而改善腹泻症状。

参考文献

施杞，王和鸣. 骨伤科学（上、下册）[M]. 北京：人民卫生出版社，2001.

郭玉璞. 神经病学：周围神经系统疾病 [M]. 北京：人民军医出版社，2009.

沈定国. 神经病学：肌肉疾病 [M]. 北京：人民军医出版社，2007.

韦贵康，施杞. 实用中医：骨伤科学 [M]. 上海：上海科学技术出版社，2006.

吕传真，周良辅. 实用神经病学 [M]. 上海：上海科学技术出版社，1978.

刘云钊. 中华影像医学·骨肌系统卷 [M]. 北京：人民卫生出版社，2002.

伊智雄. 实用中医脊柱病学 [M]. 北京：人民卫生出版社，2002.

丁自海，杜心如. 脊柱外科临床解剖学 [M]. 济南：山东科学技术出版社，2008.